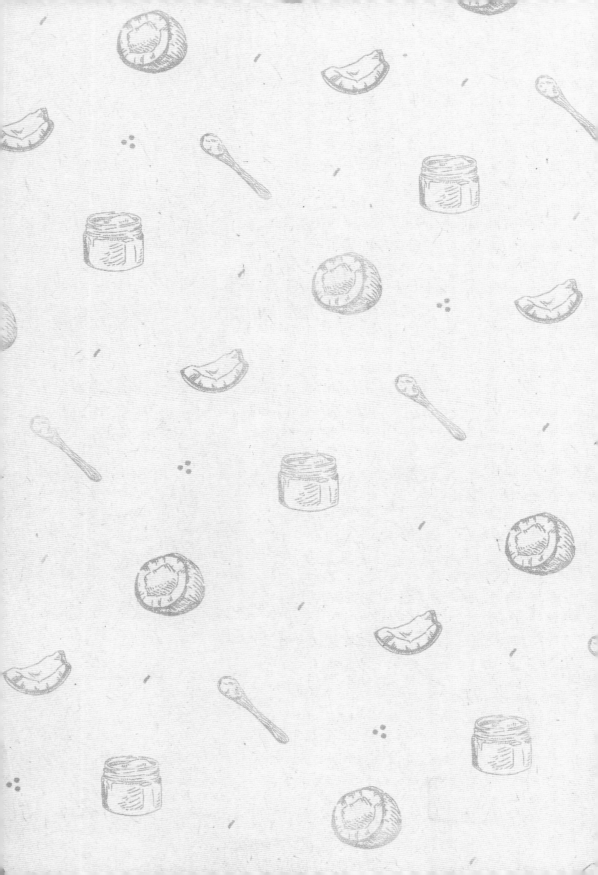

椰子油万用事典

ココナッツオイル使いこなし事典

[日] 对马琉璃子　　[日] 柴田真希　　[日] 市野小织 / 监修

郑睿芝 / 译

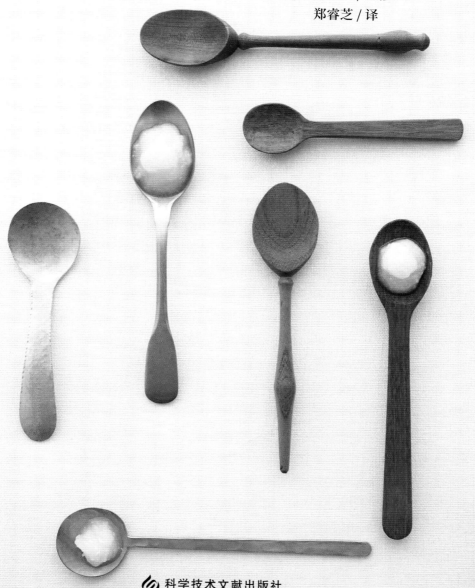

科学技术文献出版社
SCIENTIFIC AND TECHNICAL DOCUMENTATION PRESS

·北京·

图书在版编目（CIP）数据

椰子油万用事典 /（日）对马琉璃子，（日）柴田真希，（日）市野小织监修；
郑睿芝译 . — 北京 : 科学技术文献出版社 , 2022.4

ISBN 978-7-5189-8958-4

Ⅰ.①椰… Ⅱ.①对… ②柴… ③市… ④郑… Ⅲ.①椰子油—保健—基本知识 Ⅳ.
① R161

中国版本图书馆 CIP 数据核字（2022）第 033154 号
著作权合同登记图字：01-2022-0147

Original Japanese title: COCONUT OIL TSUKAIKONASHIJITEN
Supervised by Ruriko Tsushima, Maki Shibata, Saori Ichino
Copyright © 2014 SEKAIBUNKA Publishing Inc.
Original Japanese edition published by SEKAIBUNKA HOLDINGS INC.
Simplified Chinese translation rights arranged with SEKAIBUNKA Publishing Inc.
through The English Agency (Japan) Ltd. and AMANN CO., LTD.

椰子油万用事典

策划编辑：王黛君　　责任编辑：吕海茹　　责任校对：张永霞　　责任出版：张志平

出　版　者	科学技术文献出版社
地　　　址	北京市复兴路 15 号　邮编 100038
编　务　部	（010）58882938，58882087（传真）
发　行　部	（010）58882868，58882870（传真）
邮　购　部	（010）58882873
官方网址	www.stdp.com.cn
发　行　者	科学技术文献出版社发行　全国各地新华书店经销
印　刷　者	艺堂印刷（天津）有限公司
版　　　次	2022 年 4 月第 1 版　2022 年 4 月第 1 次印刷
开　　　本	710×1000　1/16
字　　　数	110 千
印　　　张	8
书　　　号	ISBN 978-7-5189-8958-4
定　　　价	59.90 元

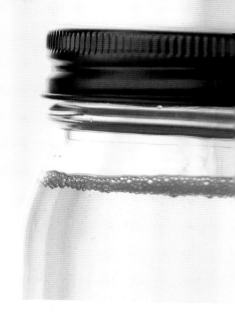

可吃可抹，大显身手！
美容与保健兼具的万能椰子油

象征着南国风情的各类椰子中，真正能够供人食用的，只有可可椰子（Coco Palm）一种。被称为胚乳的白色果肉和椰浆是其可食用的部分，而风靡全球的椰子油，便是胚乳榨取而成。

取自新鲜可可椰子的初榨椰子油（Virgin Coconut Oil），有独特的香气、丰富的营养，以及各种保健效果。本书将会在料理、美容护肤等方面，告诉大家初榨椰子油的神奇妙用。

椰子油的最特别之处，就是含有丰富的中链脂肪酸。自然界里含有中链脂肪酸的食材极少，其中含量超群的就非椰子油莫属。中链脂肪酸是一种容易被快速吸收、分解的能源，虽然是脂肪，却不会造成肥胖或脂质代谢异常，而且还有助于减重、抑制动脉硬化、促进肠道代谢、改善便秘。

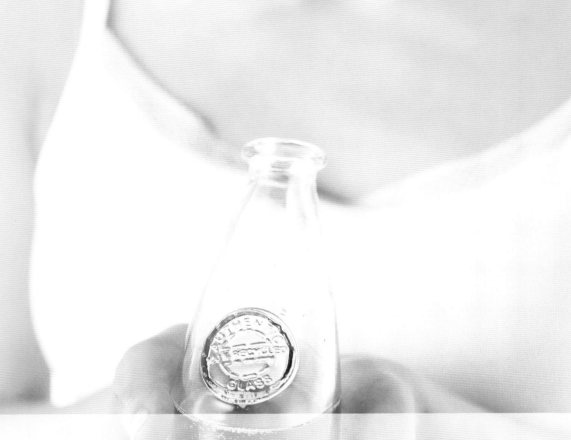

　　不仅如此，椰子油还能去除老化的元凶活性氧，促进大脑活性化，相当于在体内发挥了强大的冻龄效果。

　　椰子油可以提供有"大脑第二个能源"之称的酮体。有医学报告指出，酮体能有效改善阿尔茨海默症，同时促进大脑的血液循环，让大脑保持活力。

　　此外，中链脂肪酸在提升免疫力方面也发挥着很大的功效。其内含的月桂酸成分，具有强力的抗菌、抗病毒作用，是母乳的最佳补充剂，能够帮助人们打造不易生病的体质。

　　虽然身为脂肪一族，但中链脂肪酸不会提高胆固醇和中性脂肪含量，反而会让这些指数下降。有研究结果指出，椰子油甚至能提高胰岛素的利用率，可以预防生活习惯病。

　　另外，椰子油除了食用之外，涂抹在皮肤上，也具有很好的美肤效果。不仅促进血液循环和代谢，还能保湿、维持肌肤滑嫩、抵抗紫外线。只要充分活用这种魔法般的万能油品，随时都能维持光滑无瑕的肤质和健康的体质。

1天2匙椰子油，
让囤积的脂肪干干净净！
摆脱难缠的易胖体质！

本书将会教大家如何简单又快速地摄取一天所需的椰子油。

它可以直接涂抹在烤面包上，或加在酸奶内、搅拌在沙拉酱里，另外也可以取代食用油拿来炖炒等。

奶油般的浓醇口感，
简单易做的椰子油料理

下面介绍几个用 2 ~ 3 匙椰子油，就能够轻松做出的 1 人份套餐食谱。

●豆浆拿铁：在小锅里倒入 1/2 杯的咖啡、1/4 杯的豆浆和 1/2 匙的砂糖，开中火加热。均匀搅拌让砂糖溶化，等升温之后再加入 1/2 匙的椰子油拌匀。

●烤吐司：将一片黑麦吐司烤得酥脆后，抹上 1 大匙椰子油。

●西梅酸奶：杯子里放约 100 g 的原味酸奶，放上两颗西梅（去籽），最后淋上一小匙椰子油。

●核桃沙拉：把 10 g 的生菜、2 个对半切的小番茄、4 粒切碎的核桃，淋上搅拌均匀的酱汁（1 小匙椰子油、2 大匙醋、1/2 大匙砂糖、1/4 小匙盐、少量粗粒黑胡椒粉）即完成。

●菠菜炒鸡蛋：在平底锅中倒 1 小匙椰子油，开中火热锅。放入切成约 3 cm 长的菠菜（20 g）快速炒一下，起锅备用。将 1 颗鸡蛋打散，再加入 10 g 比萨用芝士粉，少量的盐、胡椒粉拌炒，接着淋上 1 小匙椰子油，开大火加热，再将菠菜倒入快炒，即完成。

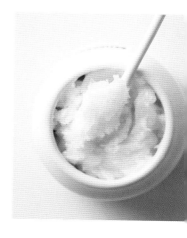

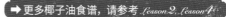
→ 更多椰子油食谱，请参考 *Lesson 2*, *Lesson 4*

轻轻松松就可以摄取一天所需的椰子油！
简单又美味的椰子油套餐

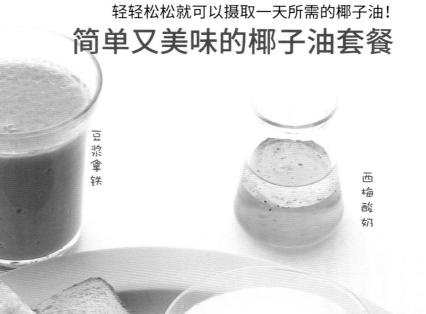

豆浆拿铁

西梅酸奶

烤吐司

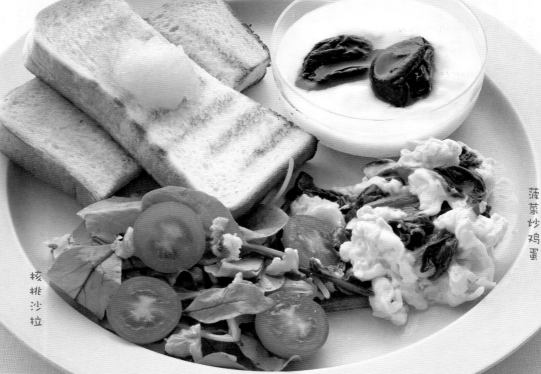

菠菜炒鸡蛋

核桃沙拉

全身上下都能使用，
椰子油的美容奇迹！
唤醒水嫩光滑的美人肌！

质地清爽、可迅速渗透进肌肤的椰子油，不只可以食用，涂抹在肌肤上也很安全、令人放心，非常适合作为护肤品使用。

方法简单易上手，
却有显著的成效

活用在美容保养上，椰子油具有的保湿效果，不仅能找回水嫩、有弹性的肌肤，同时也能提高皮肤的血液循环和代谢。

椰子油还可以修复气候干燥、紫外线、心理压力等因素造成的肤质损伤。其中的高抗菌成分，也可以用于每日清洁、缓解疼痛、抑制发炎。

另外，椰子油独特的香甜气味，也能让人放松精神、缓解压力，搭配芳疗效果更佳。

本书除了介绍在家里即可进行的简易护肤法之外，还介绍椰子油的其他用途。例如，预防感冒的漱口油、改善掉发及促进生发的头部 SPA 、紧致脸部线条的按摩以及自制化妆品等，都只需一瓶椰子油即可完成。

希望大家能够在每天的护肤时间中，更多地活用椰子油，提高肌肤本身具备的修复机能，维持年轻有光泽的水润亮肌，从身体内部绽放出青春无瑕的光彩。

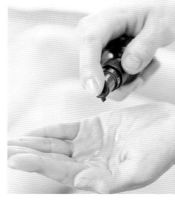

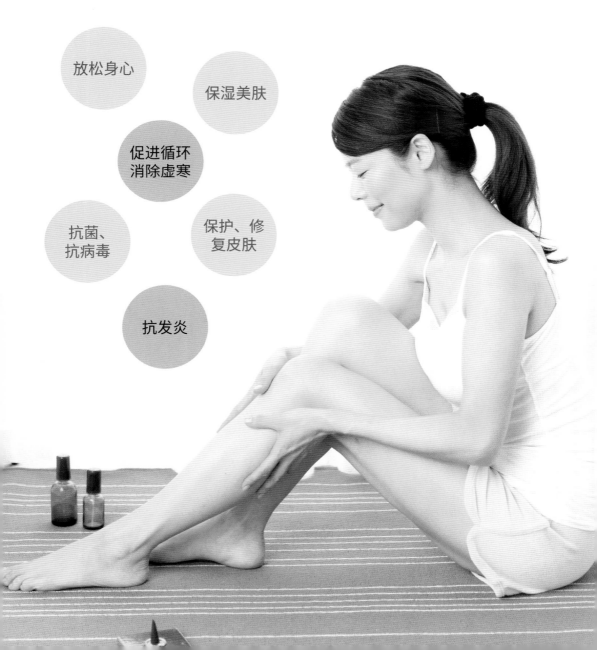

➡ 更多椰子油护肤方式，请参考 *Lesson 3*

椰子油带来的
美容效果

放松身心

保湿美肤

促进循环
消除虚寒

抗菌、
抗病毒

保护、修
复皮肤

抗发炎

本书的原则

● 全书皆使用未氢化、未精制的初榨椰子油。

● 计量标准为 1 大匙 15 mL、1 小匙 5 mL、1 杯 200 mL。

● 料理中使用的砂糖皆是蔗糖，也可用白砂糖或椰子花糖代替。

● 豆浆和牛奶可以互相代替。

● 选择有机、无添加的纯豆浆，若味道无法适应，也可以用一般的市售豆浆代替。

● 高汤使用以昆布或柴鱼片熬煮出的日式高汤。

● 米饭皆为杂粮饭，但也可以用白米饭代替（杂粮是由小米、黄米、红米、黑米、大麦等 3 ~ 5 种谷物混合而成）。

● 平底锅为不粘锅。

● 椰子油在室温 24 ~ 25 ℃以下会凝结，凝固时，请视食谱要求，用热水加温熔化。

● 护肤保养时所涂抹的椰子油，请加温成液状后再使用。

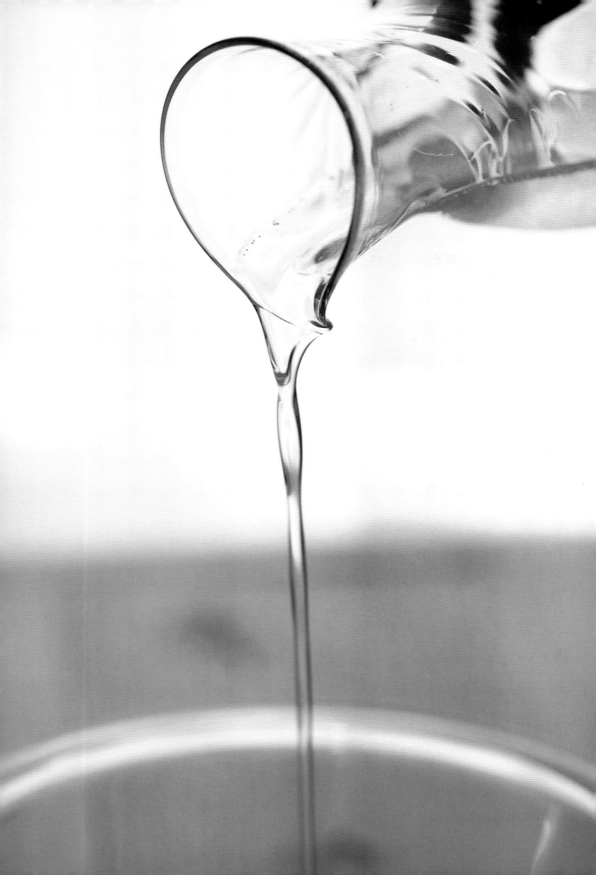

CONTENTS 目录

🌿 *Lesson 1*

苗条！美丽！
从体内开始做环保的健康椰子油 ⋯⋯ 1

含有丰富的保健美容成分！
椰子油让人从体内"返老还童"！ ⋯⋯ 2

内含很多有助于冻龄的成分！
椰子油的厉害之处在这里！ ⋯⋯ 4

椰子油的保健美容功效①
调节激素平衡，改善女性的不适症状！ ⋯⋯ 8

椰子油的保健美容功效②
早上喝一口，活化脑细胞，脑袋清醒又灵光！ ⋯⋯ 10

椰子油的保健美容功效③
调整肠道环境、消除便秘、缓解过敏症状！ ⋯⋯ 12

椰子油的保健美容功效④
维持高水准的免疫力，朝着一生远离病痛的目标迈进！ ⋯⋯ 14

关于椰子油的新知识！
强力缓解更年期容易出现的种种不适 ⋯⋯ 16

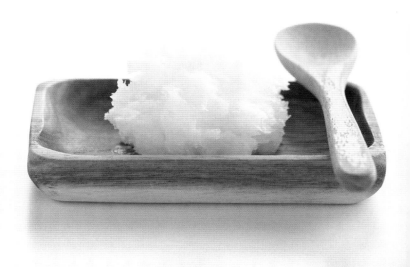

Lesson 2

简单！好吃！
椰子油的美味健康食谱 …… 17

熟悉特性，快乐活用！
椰子油在饮食上的神奇妙方 …… 18

绝妙滋味，征服味蕾！
在料理上善用椰子油的独特香气 …… 20

原汁原味，方便简单！
椰子油奶昔、热饮 …… 22
- ●姜汁苹果奶昔 …… 22
- ●凤梨酸奶奶昔 …… 24
- ●柳橙香蕉奶昔 …… 24
- ●蓝莓西梅奶昔 …… 25
- ●黑豆黑芝麻奶昔 …… 25
- ●地瓜黄豆热奶昔 …… 26
- ●豆浆可可 …… 26
- ●椰子茶 …… 27
- ●椰香甜酒 …… 27

多姿多彩，风味独特！
椰子油汤品 …… 28
- ●异国风味蘑菇汤 …… 28
- ●南瓜味噌浓汤 …… 30
- ●马铃薯冷汤 …… 31
- ●盐味酸奶汤 …… 32
- ●油豆腐咖喱汤 …… 32
- ●意大利杂菜汤 …… 33

营养健康，常做常新！
椰子油常备菜 …… 34
- ●萝卜干竹轮沙拉 …… 34
- ●椰子油嫩煎芦笋 …… 36
- ●和风酱汁烤茄子 …… 37
- ●香蒜菇菇 …… 38
- ●胡萝卜丝炒马铃薯 …… 39
- ●椰香葡萄干南瓜 …… 40
- ●柠檬椰香蒸地瓜 …… 40
- ●马铃薯椰香蒸墨鱼 …… 41

自由组合，不再单调！
椰子油饭、烤吐司、炒面 …… 42
- ●玉米芝士饭 …… 42
- ●明太子腌芥菜饭 …… 44
- ●鲂仔鱼纳豆紫苏饭 …… 44
- ●蘑菇柚香胡椒烩饭 …… 45
- ●蜂蜜杏仁烤吐司 …… 46
- ●香芹蒜香烤吐司 …… 46
- ●番茄罗勒芝士烤吐司 …… 47
- ●墨鱼炒面 …… 49

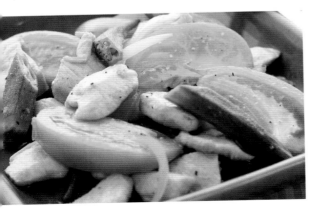

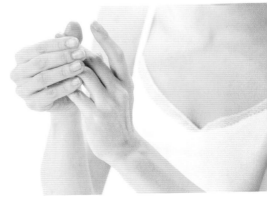

荤素搭配，营养好吃！
椰子油主菜 …… 50
● 多明格拉斯风味味噌炖牛肉 …… 50
● 番茄秋葵炒鸡肉 …… 53
● 纳豆炸鸡块 …… 54
● 椰香鲜虾拌西蓝花 …… 57
● 梅肉蜂蜜烧鳕鱼 …… 58
● 汤豆腐与韭菜酱汁 …… 60

各种料理都能应用！
椰子油的四种酱汁 …… 62
● 柠檬葱花酱汁 …… 62
● 味噌芥末酱汁 …… 62
● 番茄罗勒酱汁 …… 63
● 柚香胡椒酱汁 …… 63

❦ *Lesson 3*

保湿！透亮！
椰子油美肌护肤的活用指南 …… 65

保湿防晒，效果显著！
椰子油是调养出水嫩肌肤的保湿圣品 …… 66

制作简单，多种用途！
护肤界新宠，椰子油的美肌秘方 …… 68
● 美肌秘方 1　保湿精华露 …… 68
● 美肌秘方 2　护手、护甲油 …… 69
● 美肌秘方 3　护肤油 …… 69
● 美肌秘方 4　漱口 …… 70
● 美肌秘方 5　头皮护理 …… 71

解压美颜，放松身心！
椰子油的按摩功效 …… 72
● 美肌秘方 6　美颜按摩 …… 72
● 美肌秘方 7　小脸按摩 …… 74
● 美肌秘方 8　解压按摩 …… 76
● 美肌秘方 9　美腿按摩 …… 78
● 美肌秘方 10　塑身按摩 …… 80

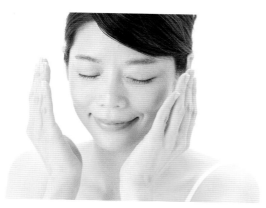

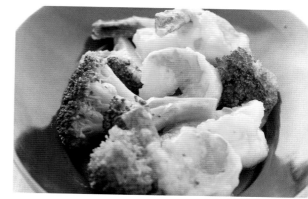

成分简单，安全放心！
亲手 DIY，椰子油护肤品 …… 82
　●美肌秘方 11　椰子蜂蜜护肤面膜 …… 82
　●美肌秘方 12　椰子薄荷护肤膏 …… 83
　●美肌秘方 13　椰子磨砂膏 …… 84

促进代谢，放松心情！
椰子浴盐 …… 85
　●美肌秘方 14　桂花、陈皮浴盐 …… 85
　●美肌秘方 15　迷迭香、桦树浴盐 …… 86
　●美肌秘方 16　薰衣草、玫瑰浴盐 …… 86

❧ *Lesson 4*

香甜！美味！
多样的椰子制品 …… 87

跟椰子油一起食用会更加健康！
认识各种椰子制品 …… 88

香气迷人，健康安心！
椰子制品的美味料理 …… 90
　●椰香牡蛎咖喱饭 …… 90
　●椰奶法式吐司 …… 92
　●椰奶果酱 …… 94
　●凤椰雪酪 …… 96
　●椰香燕麦片 …… 98
　●椰香豆腐巧克力蛋糕 …… 100
　●椰香甜薯 …… 102
　●罗勒芝士椰子饼干 …… 104
　●椰子香蕉玛芬蛋糕 …… 106
　●椰香卡士达风味的查佛蛋糕 …… 108

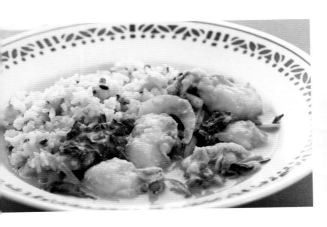

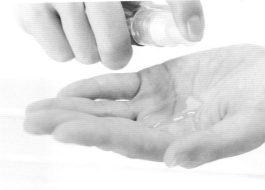

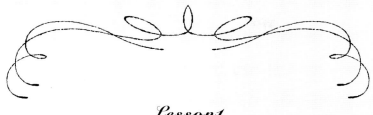

Lesson1

苗条! 美丽!

从体内开始
做环保的
健康椰子油

对马琉璃子

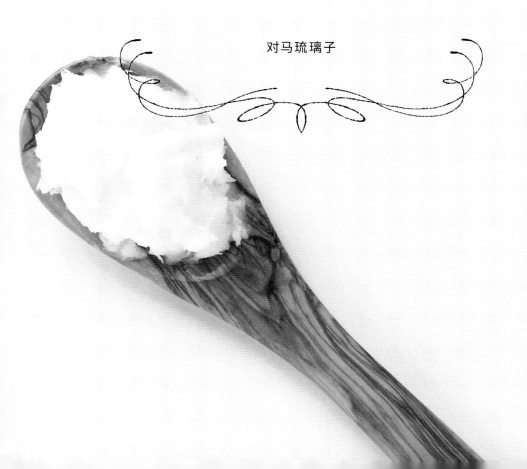

含有丰富的保健美容成分！

椰子油让人从体内"返老还童"！

↳ 不会囤积在体内，
还可以燃烧脂肪

其实我在十几年前，就经常使用因具有万能功效而大受欢迎的椰子油。

除了香浓的甜味，其美容保健的效果尤其引人注目，所以我时常会建议患者使用。

如此神奇的椰子油，最特别之处就是含有丰富的中链脂肪酸。只有母乳和牛奶等少数食品中才有的中链脂肪酸，在椰子油里含量高达60%，可谓冠军中的冠军。

椰子油的脂肪酸属于饱和脂肪酸，普遍被认为会引起高胆固醇和心脏病，给人不健康的印象。但椰子油的饱和脂肪酸以吸收、分解极快的中链脂肪酸为主，因此并不会导致肥胖或生活习惯病，反而可以预防这些问题。

如果拿椰子油和其他含有大量不饱和脂肪酸的油类相比较，会发现它绝对是稳定性更高的优质油。

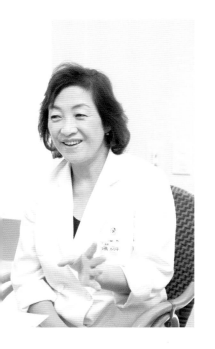

↳ 提升免疫力的月桂酸，
含量遥遥领先其他食品

中链脂肪酸内富含大量的月桂酸，这是椰子油的另一特点。孕妇或哺乳期的妈妈们若多多食用，可以提升免疫力、增强母乳的质量，并能预防发炎。

丰富的月桂酸还具有抗菌、调整皮脂平衡的作用，除了预防青春痘，也有助于治疗轻微的擦伤等外伤，可以一边保护肌肤免于细菌侵入，一边加快修复的速度。

椰子油中光是月桂酸，就占了脂肪酸整体的45% ~ 50%，中链脂肪酸和其他成分（辛酸等）加起来约占60%。

像这种中链脂肪酸（月桂酸）含量极丰富的食物，除了椰子油之外，很难再找到其他更好的选择，可以说

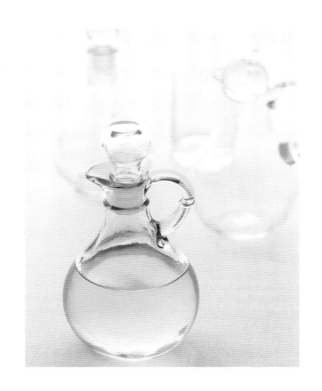

是兼具植物油中没有的高稳定性及保健作用。

另外，中链脂肪酸还会经由肝脏分解出酮体，提供大脑所需的重要能源，有助于改善阿尔茨海默症等脑部疾病。

椰子油中丰富的维生素E，加上与中链脂肪酸的交互作用，能够促进血液循环、提升皮肤代谢能力，适量涂抹在肌肤上，还有显著的美容效果。

除了维生素之外，其内含的抗氧化物质和矿物质，能够保湿并隔绝20%的紫外线，非常适合用来预防晒伤或辅助晒出均匀的肤色。

内含很多有助于冻龄的成分！

椰子油的厉害之处在这里！

椰 子 油 的 主 要 成 分

（脂肪酸中）

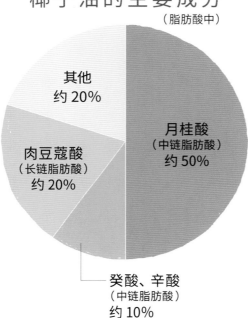

其他
约 20%

月桂酸
（中链脂肪酸）
约 50%

肉豆蔻酸
（长链脂肪酸）
约 20%

癸酸、辛酸
（中链脂肪酸）
约 10%

从椰子的
白色果肉（胚乳）中
采集油脂

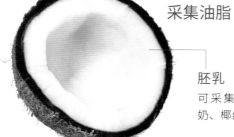

胚乳
可采集到椰子油、椰
奶、椰丝、椰子粉等。

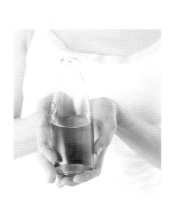

认识椰子油的
关键成分

不易囤积脂肪、帮助脑细胞活化的椰子油，
含有丰富的天然成分，可以安心摄取。

中链脂肪酸	成分	在椰子油整体脂肪酸中约占 60%。
	特点	可以迅速吸收、分解并转换成能源，因此不容易发胖，也不会使胆固醇和中性脂肪数值上升。
月桂酸	成分	中链脂肪酸的一种，在椰子油整体脂肪酸中约占 50%。
	特点	母乳的成分之一，可以提高免疫力。
酮体	成分	为中链脂肪酸在肝脏中分解出的物质。
	特点	是大脑第二个能源，有助于改善阿尔茨海默症、活化大脑。
维生素 E	成分	椰子油内含量丰富的维生素。
	特点	促进血液循环，有冻龄效果。

能够迅速被吸收，不会囤积于体内

脂肪酸是脂肪的主要成分，但因结构不同，油脂的性质也会有很大的差异。

我们平常食用的一般油类、肉类中含有的脂肪酸，几乎都是长链脂肪酸。

长链脂肪酸的分子结构中，碳原子的数目较多，约有 14 ~ 24 个；中链脂肪酸中碳原子则为 6 ~ 12 个，长度约为长链脂肪酸的 1/2 ~ 2/3。

这就是椰子油具有减重效果的原因。

分子结构较短的中链脂肪酸可以快速被肠道吸收、在肝脏里分解。也就是说，它会快速地被转换成能源。因此，我们说椰子油是不会增加血液中胆固醇和中性脂肪的减重圣品。

1 天的最佳摄取标准为 2 大匙

和长链脂肪酸相比，中链脂肪酸的吸收速度为其 4 倍、代谢效果为其 10 倍。另外，当中链脂肪酸在肝脏中进行分解时，也会促进其他脂肪酸的分解，从而提高脂质的代谢能力，帮助人们打造高代谢且不易发胖的体质。

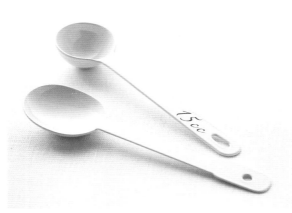

至于建议摄取量，以椰子油代替平常使用的油类，1 天以 2 大匙为宜。虽然说主要成分为中链脂肪酸，但其中还是含有少量的长链脂肪酸。况且，椰子油的热量和其他油类大致相同，平均 1 g 可以产生 9 大卡热量，如果摄

1 天食用 2 大匙效果最好，避免摄取过量。

取过多，一样会造成热量超标，变成反效果，所以适量即可。

只要把重心放在"取代"上，就能抓对食用比例，带动减重的效果。

ᨀ 选购初榨油的方法

根据制作方式，椰子油大致区分成 2 种。

一种是用新鲜椰子的果肉为原料，以不加热或低温压榨的方式萃取出未精制过的椰子油，也就是所谓的初榨椰子油。

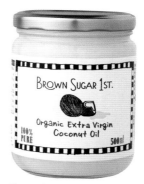

购买时，请挑选标签上注明"Virgin"或是"Extra Virgin"的椰子油产品（两种都未被精制过）。

由于未添加化学溶剂等添加物，因此拥有天然的风味和香气，营养价值相当高。

另一种则是用干燥的椰子果实为原料，以化学溶剂萃取出成分，经漂白、除臭等程序而制成。这种经化学加工的椰子油会失去其原有的风味，营养成分也流失很多。

在购买椰子油时，请先确认瓶身上是否有"Virgin"或是"Extra Virgin"的标识。如果注明了是采取低温压榨法制成的初榨椰子油，就可以安心购买。

椰子油的保健美容功效①
调节激素平衡，
改善女性的不适症状！

↴ 椰子油可以
　 调节雌性激素

在椰子油的众多优点当中，最推崇的一点，就是能够调节雌性激素平衡。

执掌女性健康的雌性激素中，有我们熟知的雌激素和黄体酮（孕酮），这两者会不断变化分泌量，以维持身心平衡。此外，虽然量很少，但女性体内也有雄性激素（睾酮），负责掌管干劲、斗志和性欲。

这些性激素皆是由一种名为孕烯醇酮的物质所产生。借由孕烯醇酮转化为黄体酮、雄性激素、雌激素的过程，维持各种激素的适当含量。

有研究指出，椰子油中就含有能够维持各种激素平衡的孕烯醇酮。由此可知，只要适量地摄取椰子油，就能补充雌激素等各种性激素的原料，维持雌性激素的最佳平衡状态。

↴ 缓解痛经和
　 月经失调等症状

当压力和疲劳不断累积，就可能造成体内激素失调，引发月经失调、排卵障碍以及随之而来的卵巢病变。

雌性激素是掌管开心、包容力等情绪的重要角色，因此，当它急速下滑时，整个人就会感觉焦躁或忧郁。

在处处都是压力的现代社会，想要让波动的激素水平维持平衡，往往非常困难。

此时，善用椰子油调节激素平衡，是一个相当不错的方法。

对于因激素失调而受痛经、月经失调、肌肤粗糙、肥胖所苦的人而言，这绝对是能够获得改善的好方法。

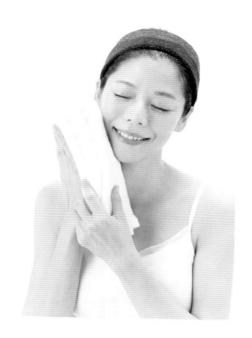

✧ 有助于预防乳腺癌等癌症

说到女性最容易罹患的疾病，最令人担心的就是乳腺癌。虽然目前乳腺癌的成因还不明确，但普遍认为与现代女性哺乳机会大幅降低，乳房可能因此受到雌性激素干扰，有很大的关系。

椰子油除了调节激素平衡之外，还具有增强免疫力的作用，如果适量添加在日常饮食中，除了可以有效预防乳腺癌，当然也有助于预防其他的癌症。

现代人的体内，每天都会形成许多致癌因子，而我们的免疫机能每天都在排除这些危险因子。加强日常的免疫机能，是预防癌症的关键。因此，希望大家都能更加了解椰子油的妙用，好好善用。

椰子油的保健美容功效②

早上喝一口，活化脑细胞，
脑袋清醒又灵光！

↩ 有效预防阿尔茨海默症

椰子油在美国掀起一股热潮的契机，来自一份题为《摄取椰子油能有效改善阿尔茨海默症》的医学报告。

椰子油为什么会对改善阿尔茨海默症有帮助呢？

人体中某些可以进入脑部的物质，会受到血脑屏障的阻挡，使得脑部只能利用有限的能源。其中最主要的能源就是葡萄糖。

最近的研究指出，大脑无法妥善利用葡萄糖不但是造成阿尔茨海默症的原因之一，也是引起大脑缺糖症状的关键。

然而，我们也渐渐发现，酮体这种物质，可以作为大脑的第二个能量来源。

椰子油含有的中链脂肪酸经由肝脏分解之后，会产生大量的酮体。如果能充分供给，就可以避免大脑缺糖的问题，达到预防阿尔茨海默症的功效。

↩ 协助对抗血管性痴呆

血管性痴呆源于脑梗死等脑血管疾病，由于会造成脑部功能降低，当病情恶化到某个程度时，记忆力和认知能力就会随之衰退。

这种疾病的病因，以不易检查到的微小型脑梗死居多，因此除了确实罹患脑梗死的人之外，其实潜在的具有发病可能性的人也不少。

椰子油对全身包括脑部都有很好的促进血液循环的作用，同时也能抑制胆固醇和中性脂肪上升，预防动脉硬化。

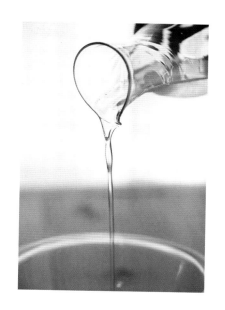

﹏ 促进脑袋灵活运转

大脑虽然可以利用葡萄糖和酮体这两种能源，然而在以往的认知里，能量的主要来源还是葡萄糖，在不得已的紧急状态下，才会使用酮体，而且普遍认为这种状态对身体并不好。

但最近限制糖分摄取的相关研究结果指出，以酮体作为脑部的能量来源，反而可以提高脑部活性、不易引起睡意。

我个人并不建议施行极端的糖分限制，尤其对女性来说，采取不勉强、适度的糖分限制会比较合适。因此，如果可以从椰子油的摄取中得到满足感，再同步进行适当的糖分限制，相信会更为容易。同时可以利用从椰子油转化的酮体，达到活化大脑的效果。

让我们一起从养成早上摄取椰子油的习惯开始吧。

椰子油的保健美容功效③
调整肠道环境、消除便秘、缓解过敏症状！

﹀ 增加有益菌，抑制有害菌

椰子油中丰富的月桂酸，在体内经过变化后产生的月桂酸酯，除了具有强大的抗菌、抗病毒作用，同时还有另一项很重要的功能，那就是增加肠道里的有益菌并抑制有害菌，在最短的时间内，改善肠道内部环境。

我们肠道内细菌的种类和数量都非常可观。其中对健康有益的有益菌和有害的有害菌，每天都在不断地上演着地盘争夺战。

有益菌数量越多，肠道状况就越好，便秘、腹泻等症状会随之消失。同时，全身的健康指数也会跟着提升。

大部分的人都知道，摄入膳食纤维和酸奶，可以增加有益菌。如果再搭配椰子油一同食用，就能维持更干净、健康的肠道环境。

﹀ 保持漂亮干净的"天鹅绒"

椰子油对肠道有益，还有另一个原因。如前文所言，把椰子油当作护肤品涂抹在皮肤上，能够起到保湿和护肤的效果。其实以食用的方式摄取椰子油，对肠壁也具有相同的作用。

我们的肠道内侧皱褶中，长满了天鹅绒似的绒毛组织。这些"天鹅绒"

维持得越干净，肠道功能就越好，便秘和腹泻自然不会找上门。如同其带来的美肤效果，对于肠内的"天鹅绒"，椰子油也能维持它的美丽。因此，养成食用椰子油的习惯，维持"舒畅"人生就不是件困难的事情了。

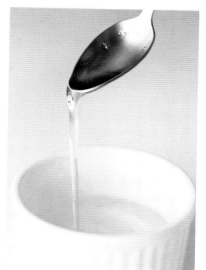

❧ 打造健康的肠道，降低过敏的概率

照顾好肠道的健康后，不只能预防便秘、腹泻，也有助于减轻过敏反应。

肠道内的"天鹅绒"若变得粗糙，原本不会被肠壁吸收的物质就会混杂进去，导致过敏。因此，能预防"天鹅绒"变粗糙的椰子油，也同步发挥了抑制过敏的功效。

肠道是直接和"外界"接触的器官，所以一定要发挥好其本身具有的功能，才能精准摄取对身体有益的物质，排除不必要的物质。

虽然肠壁内的"天鹅绒"原本就具备这些功能，但在饮食和生活都不规律、摄取太多刺激性物质的情况下，就会加重肠道负担，导致该有的功能都逐渐衰退。

想要过不增加肠道负担的生活，不妨以椰子油来守护我们的肠道健康。

椰子油的保健美容功效④
维持高水准的免疫力，
朝着一生远离病痛的目标迈进！

↳ 打造能抵抗所有疾病的体质

堪称坚强后盾的万能食材椰子油含有的中链脂肪酸当中，比例最高的即是具有提高免疫力功效的月桂酸。

月桂酸在体内经过消化吸收后所产生的月桂酸酯，具有强大的抗菌、抗病毒作用，除了直接对抗细菌和病毒之外，还会破坏它们的细胞膜，同时活化人体原本具备的免疫细胞，可以说是在为免疫系统双重把关。因此，具有提升婴儿免疫力作用的母乳中，月桂酸当然是不可缺少的存在。

月桂酸也拥有优秀的抗发炎功效，能够预防体内细微的发炎症状，对于抑制动脉硬化非常有效。

含有如此丰富的月桂酸，在自然界的物质当中，目前大概也只有椰子油才能做到。

↳ 促进血液循环和代谢，
提高免疫力

椰子油中，不只月桂酸这种单一的脂肪酸发挥功效，中链脂肪酸及含量丰富的维生素 E，对增强免疫力也很有帮助。

我们的身体越是经常保持血液循环畅通，就越能维持高水准的免疫力。当血液循环不佳时，淋巴细胞等免疫细胞无法迅速抵御"敌人"，一个不凑巧，病原体可能就会变成致癌因子，所以顺畅的血液循环对维持免疫力来说非常重要。

此外，免疫细胞也会因代谢而不断重生。全身的代谢状况良好，免疫细胞就能顺利重生，身体得以维持高水准的防护作用。

从上述观点来看，促进全身血液循环和代谢的椰子油，在维持及增强免疫力方面，可以说发挥着很大的作用。

↴ 没有反式脂肪酸，
能够放心食用

市面上贩售的人造奶油和起酥油（糖果、糕点里或烹调时常会使用的油脂），因为含有大量的反式脂肪酸，在近年来形成了严重的健康隐患。原本在常温下呈液态的油脂，为了变成固体，就必须在其中添加氢，因此产生了更多的人工反式脂肪酸。

反式脂肪酸摄取过量，就会提高罹患动脉硬化和心脏病的风险，敲响加速老化的警钟。虽然最近这类议题渐渐受到了重视，但是为了维持口感，它们还是存在于许多面包、甜点、饼干、蛋糕等加工食品以及外食当中，因此要特别留意，尽量减少食用这些食品。

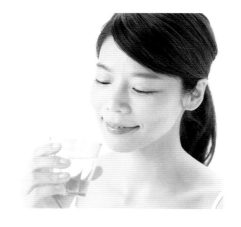

关于椰子油的新知识！
强力缓解更年期
容易出现的种种不适

　　我从数十年来为各个年龄层的女性看诊的经验中发现，女性在一生当中最需要特别注意的就是雌性激素严重失衡的两个时期——生产后和更年期。由于体质变化、体力下降，导致处于这两个时期的女性容易罹患自身免疫性疾病，本来应该排除细菌和病毒等异物的免疫系统，反而开始攻击自己身体内的正常细胞。常见的自身免疫性疾病有结缔组织病、风湿、甲状腺功能亢进症、慢性甲状腺炎等，都是一旦发病就很难根治的疾病。

　　另外，干癣虽然是皮肤病的一种，但也是和自身免疫能力相关的疾病。皮肤出现红色点状斑块、角质层有白色皮屑等症状，时常会在更年期后的女性身上见到。若病症严重，就必须住院治疗。近年来，这类病例有增加的趋势。

　　椰子油可以说是干癣患者的一大福音，我有个长年苦于顽固干癣的患者，持续摄取椰子油之后，现在近乎痊愈。

　　如前所述，椰子油具有优质的抗发炎、保湿、抗压及调整激素水平等作用，因此在雌性激素容易失衡的时期，建议可以多多活用椰子油来增强免疫力、预防自身免疫性疾病，让自己健康、快乐地度过产后和更年期。

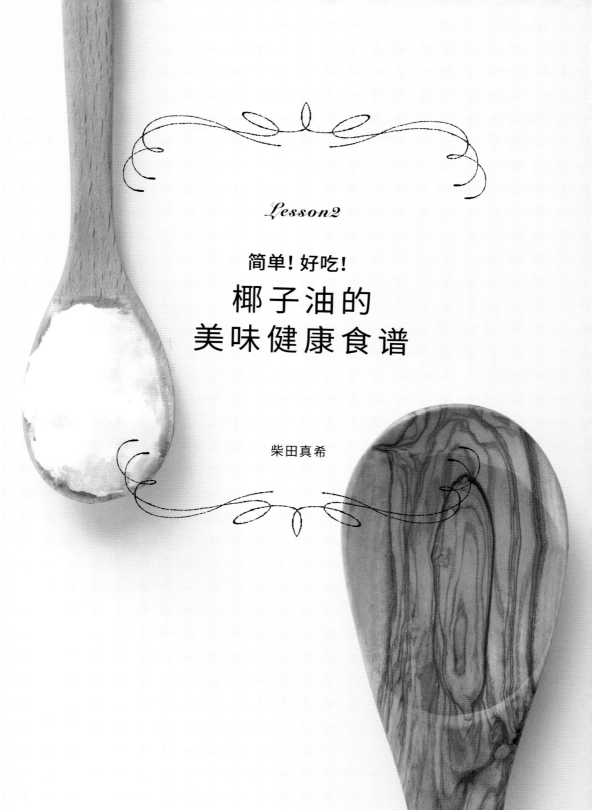

简单! 好吃!

椰子油的
美味健康食谱

柴田真希

熟悉特性，快乐活用！
椰子油在饮食上的神奇妙方

↙改变椰子油的质地，
在日常饮食中活用

拥有清爽口感和甘甜风味的椰子油，是直接食用也很美味的天然油脂。虽然直接用汤匙一饮而尽是最轻松简便的吃法，但在了解椰子油的特性后，将它融入日常料理中，不仅能够让椰香发挥到更深层的境界，还可以放心让孩童食用，也很适合男性用以对付代谢症候群。因此，本章将介绍一些椰子油的百变食谱，帮助大家轻松惬意地烹调一桌健康的美味料理。

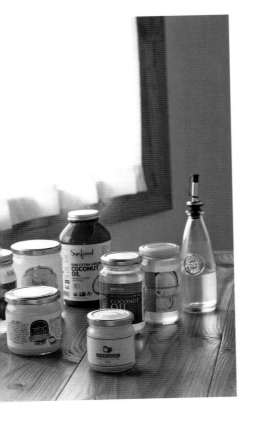

椰子油的质地会依温度变化而异，一般25 ℃以上为透明液态，低于24 ~ 25 ℃时为半固态，低于20 ℃则会呈现白色固态。如果是要放进热饮或汤品中，建议用固态椰子油，刮取适量加入即可。因为它遇热之后便会马上熔化，清爽、甘甜的香气会立即飘散出来。

椰子油请于开封后一年内食用完毕，并保存于常温之下。

椰子油性质稳定，即使一会儿固态一会儿熔化成液态，也不必担心它会氧化。但是因为沸点很低，所以要小心避免过度加热。建议以干净的汤匙取用，避免沾到水汽，防止霉菌滋生。

质地可以随意改变！

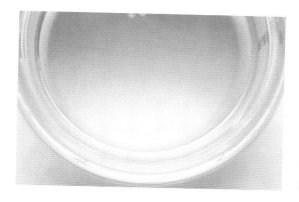

液态

25 ℃以上是无色的透明液体。可以在调制奶昔、沙拉酱等冰凉料理时使用。

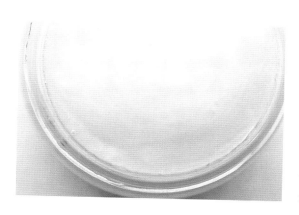

半固态

温度低于24 ~ 25 ℃时开始固化，为透白的固体粒状物。转换为固体的变化过程，品质不会受到影响。

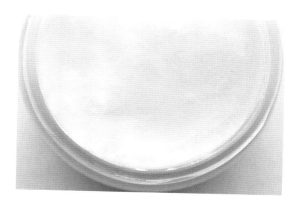

固态

20 ℃以下就会变成白色固体。可以直接以汤匙刮取当作奶油使用，或隔水加热后使用。

绝妙滋味，征服味蕾！
在料理上善用
椰子油的独特香气

↘ 平淡无奇的料理
也能马上升级

　　带有浓郁香气、重量比奶油还轻的椰子油，和蔬菜、肉类、鱼、蛋等食材搭配都很适合，只要好好运用，就能衬托料理的美味和浓醇口感，让平淡无奇的餐桌立刻升级。

　　虽说如此，椰子油的独特味道并不是所有人都能够接受，想要达到保健的效果就一定要持之以恒。如果无法适应它的味道、烹煮的方式，都很难坚持下去。

　　因此，下面将介绍一些可轻松又美味地吃到椰子油的食谱，包括只要加入椰子油即可完成的超简单食谱、活用冷却及固化特性的创意食谱，还有搭配蔬果的健康食谱，以及跟鱼、肉等家常食材一同烹调的主菜食谱等。

　　椰子油不仅能让油炸食物的口感变得酥脆，和豆浆或杂粮饭等保健效果高的食材搭配，还能提升健康效果。

　　另外，用在奶昔、沙拉酱及部分甜点中时，为了方便搅拌、混合，请先将固态椰油熔化为液态后再使用。熔化的方式有两种，一种是在室温下自然熔化，另一种是用热水隔水加热。千万不要使用微波炉（因为椰子油燃点低，容易被引燃）。

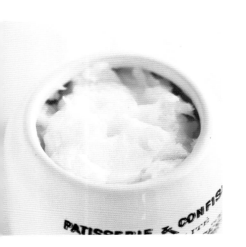

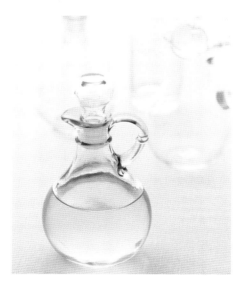

夏天时，
可以装在
油壶里保存

椰子油在夏季时完全呈液态，事先装在油壶里，使用时就不会滴得到处都是，非常方便。

结块的椰子油
可以连瓶子一起
泡热水熔化

结块的椰子油，可以连同瓶身一起放进热水里熔化。隔水加热时，记得要把瓶盖打开，并且小心避免水分进入瓶内。

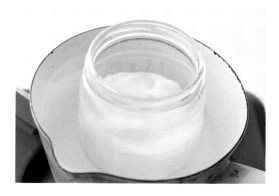

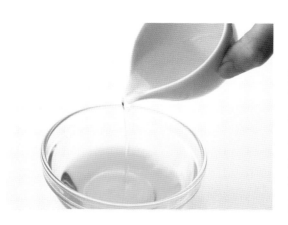

混合橄榄油
可以预防凝固

在调制沙拉酱或制作凉拌小菜时，椰子油可以和适量的橄榄油混合，这样就不易因低温而凝固。混合比例以1∶1最为均衡。

原汁原味，方便简单！

椰子油奶昔、热饮

姜汁苹果奶昔
以生姜为主角的清爽奶昔

材料 (两人份)

椰子油（液态）……1 大匙

A | 苹果（切块）……1/2 个
　 | 葡萄柚（切块）……1/2 个
　 | 小松菜（切块）……1/4 把（50 g）
　 | 姜泥……1 大匙
　 | 豆浆……3/4 杯

做法

把 A 放进料理机里搅拌至顺滑后，倒入椰子油拌匀即完成。

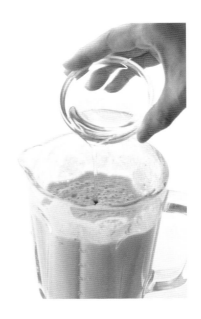

在奶昔开始出现浓稠感时倒入椰子油，就不会发生分离。

用含有丰富抗氧化物的水果和蔬菜调制成的饮品，
既富有营养又能带来饱腹感，对减重非常有效。
养成每天饮用的习惯，让你由内而外容光焕发。

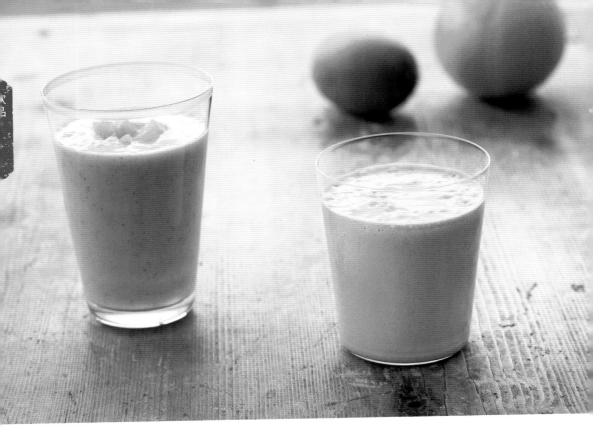

凤梨酸奶奶昔

椰子油与凤梨共同交织出热带氛围！

材料（两人份）

椰子油（液态）……1 大匙

A | 凤梨（切块）……150 g
奇异果（切块）……1 个
原味酸奶……200 g

凤梨（装饰用，切成 5 mm 丁状）……少量

做法

把 A 放进料理机里搅拌至顺滑后，倒入椰子油拌匀。盛入杯中，撒上凤梨装饰即完成。

柳橙香蕉奶昔

明明加了胡萝卜却水果味十足！

材料（两人份）

椰子油（液态）……1 大匙

A | 柳橙（切块）……1 个
香蕉（切块）……1 根
胡萝卜（切块）……1/3 根
豆浆……3/4 杯

做法

把 A 放进料理机里搅拌至顺滑后，倒入椰子油拌匀即可。

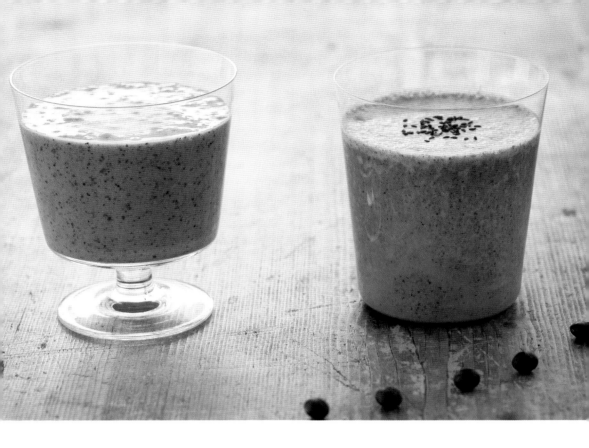

蓝莓西梅奶昔

酸酸甜甜的美好口感!

材料 (两人份)

椰子油（液态）……1 大匙

A | 蓝莓（冷冻）……80 g
西梅（去籽）……6 颗
原味酸奶……200 g
水……1/2 杯

做法

把 A 放进料理机里搅拌至顺滑后，
倒入椰子油拌匀即可。

黑豆黑芝麻奶昔

富有满满的黑色营养!

材料 (两人份)

椰子油（液态）……1 大匙

A | 蜜汁黑豆……80 g
香蕉（切块）……1 根
黑芝麻粉……2 大匙
豆浆……3/4 杯
水……1/2 杯
熟黑芝麻……少量

做法

把 A 放进料理机里搅拌至顺滑后，
倒入椰子油拌匀。盛入杯中，撒上
熟黑芝麻装饰即完成。

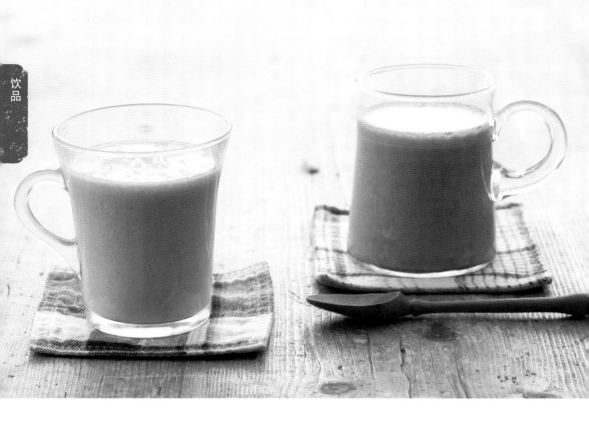

地瓜黄豆热奶昔

朴素的自然风味

材料（两人份）

椰子油（液态）……1 大匙

地瓜（去皮、切薄片）……100 g

水……1 杯

A｜熟黄豆粉……2 大匙

　｜砂糖……1 大匙

　｜豆浆……1/2 杯

做法

1 锅中加入地瓜、水，以中火煮到
地瓜变软。

2 把步骤 1 中地瓜及汤汁一起倒进
料理机里，加入 A 和椰子油拌匀
至顺滑。

豆浆可可

温和的甜味让人备感放松

材料（两人份）

椰子油……1 大匙

可可粉（无糖）……2 大匙

砂糖……2 大匙

豆浆……2 杯

做法

1 锅中放入可可粉、砂糖，再慢
慢倒入豆浆，搅拌均匀至没有
结块。建议开中火煮到快要沸
腾为止。

2 盛入杯中，倒入椰子油拌匀
即可。

椰子茶
让身体暖乎乎的香料茶

材料（两人份）
椰子油……1 大匙
红茶包……2 包
水……1 杯
A │ 豆蔻、姜泥……各适量
  │ 砂糖……2 大匙
  │ 豆浆……1 杯
肉桂粉……适量

做法

1 锅中加入红茶包、水，以中火加热至沸腾，再煮 1 ～ 2 分钟。将茶包取出并把 A 倒入，再加热到快要沸腾为止。

2 盛入杯中，倒入椰子油拌匀，撒上肉桂粉装饰即可。

椰香甜酒
消除疲劳的效果超群！

材料（两人份）
椰子油……1 大匙
甜酒（市售）……2 杯

做法
将甜酒放进锅中以中火加热。盛入杯中，再倒入椰子油拌匀。

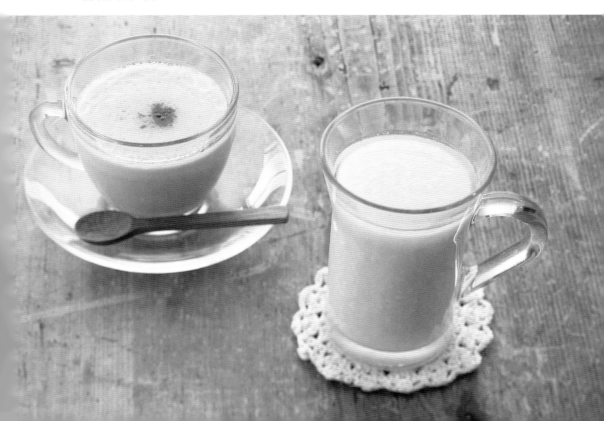

多姿多彩，风味独特！

椰子油汤品

异国风味蘑菇汤

用鱼露营造异国风情

材料 (两人份)

椰子油……1 大匙

蟹味菇（剥小朵）、金针菇（对切后弄散）、香菇（切薄片）……共 100 g

高汤……1.5 杯

鱼露……1/2 大匙

粗粒黑胡椒粉……少量

香葱（切成小段）……少量

做法

1 椰子油倒入锅内以中火加热，把菇类放进去拌炒。

2 在步骤 1 的锅内加入高汤煮至沸腾，再依序放入鱼露、粗粒黑胡椒粉。最后盛出，撒上香葱即可。

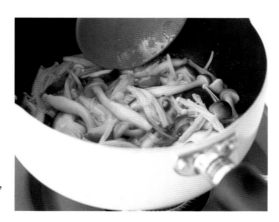

拌炒到所有的菇类
都均匀沾到椰子油，
并释出香气。

用鱼露打造异国风情，再以味噌营造和风感，
若加入酸奶，不仅味道清爽，冷却后的口感也更加浓郁。
具有满满美味的营养家常菜，可快速完成！

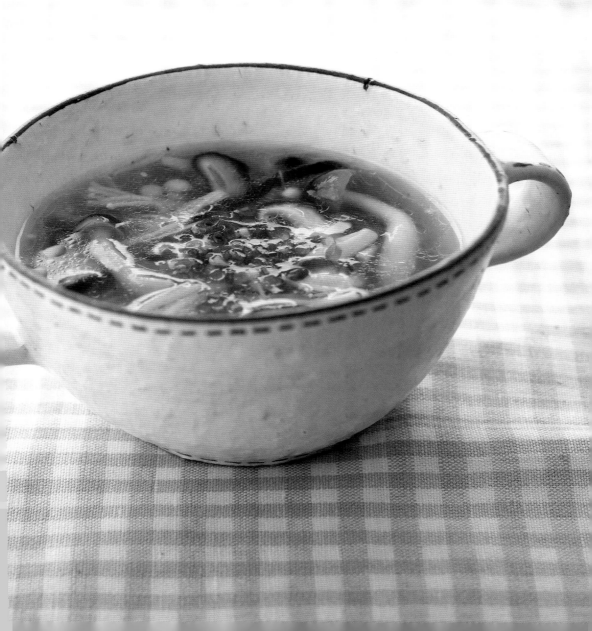

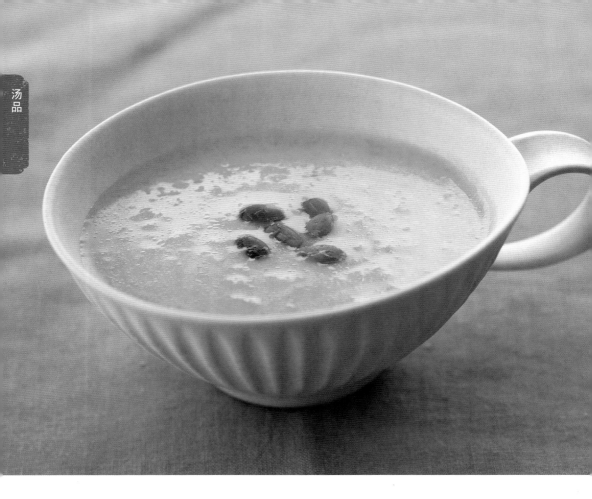

南瓜味噌浓汤
浓郁香醇的正餐汤品

材料 (两人份)

椰子油……1 大匙
南瓜（削皮、切薄片）……200 g
高汤……1 杯
A｜豆浆……1/2 杯
　｜味噌……2 小匙
　｜盐……少量
南瓜子……少量

做法

1 将椰子油倒入锅内以中火加热，再放入南瓜均匀拌炒。加入高汤，盖上锅盖煮到南瓜变软，3 分钟左右即可熄火。

2 用料理机或叉子弄碎步骤 1 中的南瓜，倒入混合好的 A，以中火加热至快要沸腾时熄火。

3 将料理盛碗，最后撒上南瓜子装饰即完成。

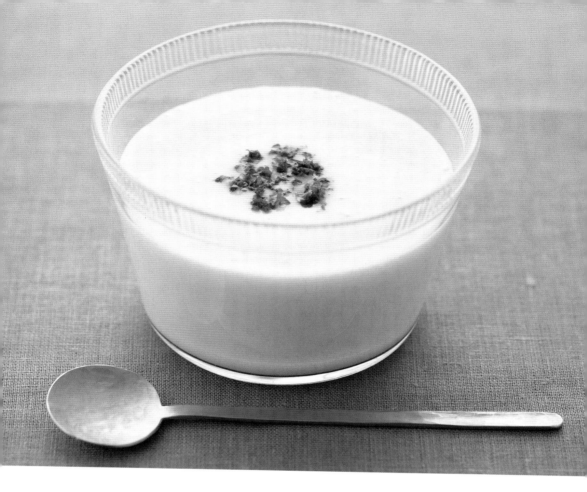

马铃薯冷汤
冷却后会更加浓稠!

材料 (两人份)
椰子油……1 大匙
蒜泥……少量
马铃薯 (削皮、切薄片)……1 个 (100 g)
洋葱 (切薄片)……1/4 个 (50 g)
高汤……1 杯
A 豆浆……1/2 杯
　　盐……1/4 小匙
　　粗粒黑胡椒粉……少量
香芹碎……少量

做法
1 先将椰子油和蒜泥加热炒香，再
　加入马铃薯、洋葱拌炒均匀。
2 将高汤倒入步骤 1 的锅内，再盖
　上锅盖焖煮约 5 分钟。将 A 加
　入，用手持式搅拌机搅拌到顺滑
　后，放进冰箱冷藏。
3 将料理盛碗，最后撒上香芹装饰
　即完成。

盐味酸奶汤

酸味和咸味混搭出的
独特风味

材料（两入份）

椰子油……1 大匙
原味酸奶……200 g
盐……1/2 小匙
高汤……1 杯
粗粒黑胡椒粉……少量

做法

1 先将酸奶、盐放进锅内，再
  慢慢倒入高汤混合均匀。

2 一边搅拌一边开中火加热，
  煮到快要沸腾时熄火，加入
  椰子油拌匀。最后盛碗，撒
  上粗粒黑胡椒粉即完成。

油豆腐咖喱汤

清爽口感的和风汤底，与油豆腐超搭！

材料（两人份）

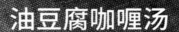

椰子油……1 大匙
蒜泥……1/2 小匙
洋葱（切成 1cm 宽的块状）……1/4 个（50 g）
油豆腐（切成 1cm 厚的块状）……1/2 个
红甜椒（切成 1cm 宽的块状）……1/4 个（40 g）
咖喱粉……2 小匙
高汤……1.5 杯
西蓝花（切块）……2 朵
味噌……2 小匙

做法

1 把椰子油及蒜泥以中火炒香后，放入洋
  葱拌炒至变软。

2 将油豆腐、红甜椒加进去拌炒，再撒上
  咖喱粉拌匀。

3 倒入高汤煮约 3 分钟后，再加入西蓝花
  煮约 30 秒，即可熄火添加味噌。

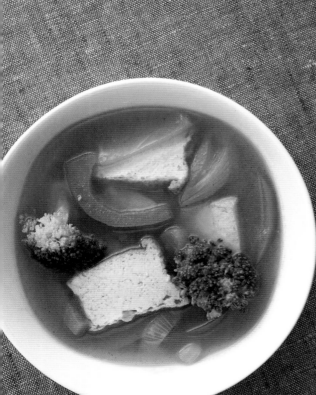

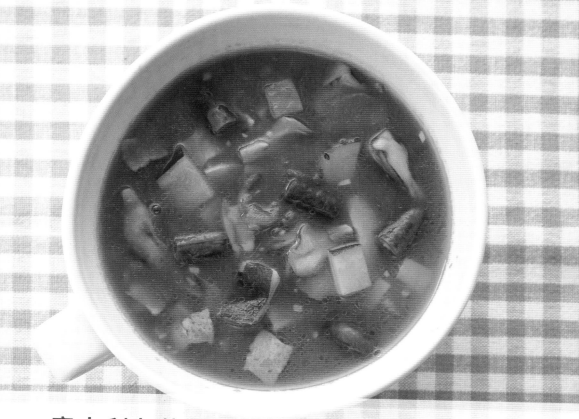

意大利杂菜汤
多种色彩、汤头浓郁的汤品

材料 (两人份)

椰子油……1 大匙

大蒜（切碎）……1/2 瓣

培根（切成 1 cm 的正方块）……2 片

A | 地瓜（切成 1 cm 大小的正方薄片）……
   1/4 个（50 g）
   胡萝卜（切成 1 cm 大小的正方薄片）……
   1/5 根（30 g）
   灰树花（弄散）……1/4 包（25 g）

B | 番茄罐头（轻轻压碎）……1/2 罐（200 g）
   香叶……1 片
   水……1 杯

四季豆（切成 1 cm 长段）……4 根

盐……1/4 小匙

做法

1 椰子油和蒜泥以中火炒香后，放入培根拌炒。待培根的油脂渗出后，再倒入 A 继续拌炒到蔬菜变软。

2 将 B 加入步骤 1 的锅内，盖上锅盖焖煮约 5 分钟，再加入四季豆、盐煮到沸腾即完成。

营养健康，常做常新！
椰子油常备菜

萝卜干竹轮沙拉
令人上瘾的清脆口感

材料（两人份）

A｜醋……1 大匙
　｜鱼露……2 小匙
　｜砂糖……1 小匙
　｜椰子油……1 大匙

萝卜干（先泡水后再拧干、切成适合入口
的大小）……20 g
烤竹轮（切成 7 mm 厚的片状）……1 条
小黄瓜（切丝）……1/4 根（25 g）
红甜椒（切丝）……1/8 个（20 g）
杏仁（切碎）……8 粒

做法

将 A 依序放进容器里搅
拌，再倒入剩余的材料
拌匀即完成。

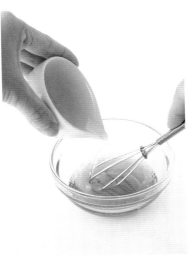

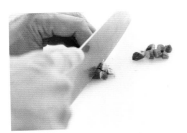

切碎的杏仁和切片的萝卜干，口感
非常搭。

椰子油在 25 ℃以下会凝固，
因此，沙拉拌好之后冷却时间
切勿过久。

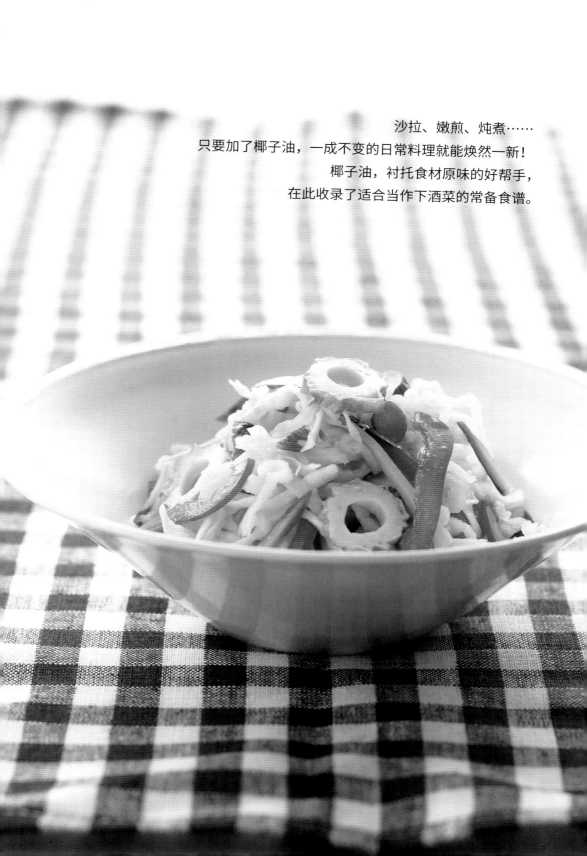

沙拉、嫩煎、炖煮……
只要加了椰子油，一成不变的日常料理就能焕然一新！
椰子油，衬托食材原味的好帮手，
在此收录了适合当作下酒菜的常备食谱。

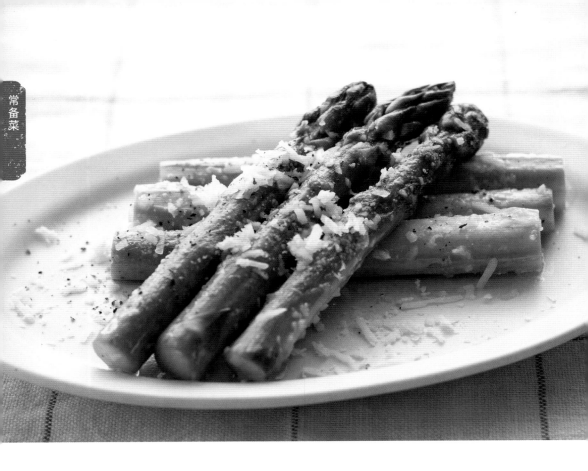

椰子油嫩煎芦笋

芝士的香气为料理加分

材料 (两人份)

椰子油……1 大匙

大蒜 (切末) ……1/2 瓣

芦笋 (削除硬皮、切半) ……6 根

盐……少量

帕玛森干酪 (磨成粉状, 或市售芝士粉) ……1 大匙

粗粒黑胡椒粉……少量

做法

1. 把椰子油和大蒜以中火炒香, 再倒入芦笋炒熟后, 加盐调味。

2. 将步骤 1 中的食物盛盘, 撒上帕玛森干酪、粗粒黑胡椒粉即完成。

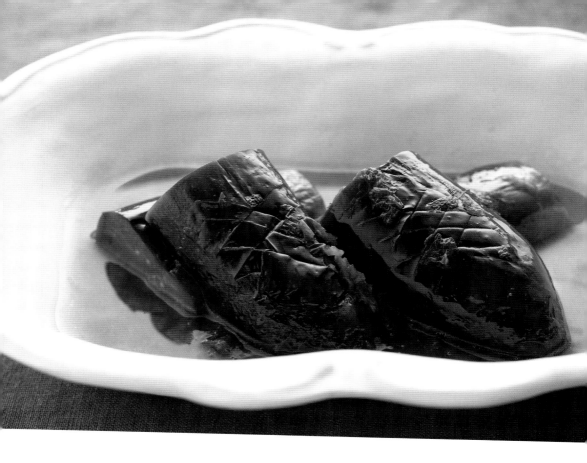

和风酱汁烤茄子
与和风酱汁很搭的茄子！

材料（两人份）

椰子油……1 大匙

茄子（纵切一半，表皮用刀切成格子状）……2 条

A｜柴鱼片……1/2 袋（2 g）
　｜酒、酱油……各 1 大匙
　｜水……1 杯

做法

1　在较深的平底锅里倒入椰子油，以中火加热，再放入茄子煎熟。

2　将 A 淋在步骤 1 的平底锅中，转较小的中火煮约 5 分钟即完成。

香蒜菇菇

非常下饭的一道料理！

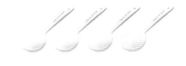

材料 (四人份)

椰子油……4 大匙
大蒜（用刀背拍碎）……1 瓣
红辣椒（去籽）……1 个
杏鲍菇（切成薄长方形片状）、灰树花（弄散）、金针菇（切半、弄散）、蟹味菇（剥小朵）……共 200 g
盐……1/2 小匙
法棍面包（切薄片）……适量

做法

1 将椰子油、大蒜、红辣椒放入锅中，以小火加热到香气出来后，加入菇类、盐，再盖上锅盖焖煮 2 ～ 3 分钟。

2 建议搭配法棍面包一起享用，风味绝佳。

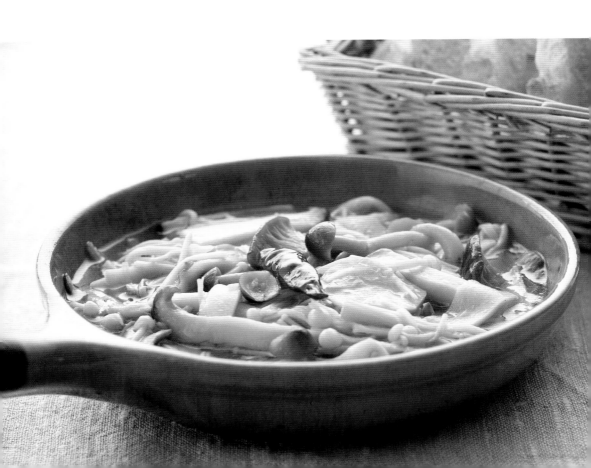

胡萝卜丝炒马铃薯

红白双丝的搭配，吃出清爽、高雅的风味

材料 (两人份)

椰子油……1/2 大匙

马铃薯（切丝）……1 个（100 g）

胡萝卜（切丝）……1/5 根（30 g）

A｜酱油……1 小匙
　｜酒……1/2 大匙

熟白芝麻……少量

做法

1 在平底锅中，倒入椰子油以中火加热，再放入马铃薯丝、胡萝卜丝拌炒到变软为止。

2 将 A 倒进步骤 1 的平底锅里，煮到汤汁收干后，撒上熟白芝麻拌匀即完成。

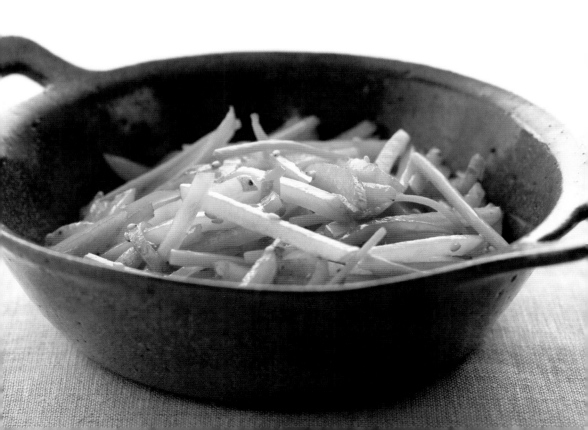

椰香葡萄干南瓜

也很适合当作甜点！

材料（一人份）

南瓜（切成 1 cm 厚左右的薄片）……200 g

A │ 椰子油……1 大匙
　│ 砂糖……1 小匙
　│ 肉桂粉……1/2 小匙
　│ 水……1 大匙
　│ 葡萄干……20 g

锡纸（25 cm×25 cm）……2 张

做法

1. 摊开 2 张 25 cm×25 cm 的锡纸，分别铺上南瓜及拌匀的 A 后封口。

2. 把步骤 1 中的食物连同锡纸一起放进平底锅内，盖上锅盖以中火干蒸 5～8 分钟即完成。

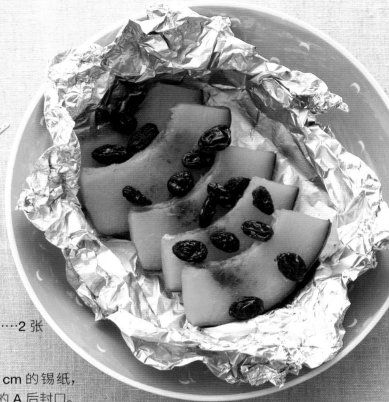

柠檬椰香蒸地瓜

借由柠檬衬托出优雅的甜味

材料（一人份）

地瓜（带皮切成 8 mm 厚的块状）……1 个（250 g）

A │ 椰子油……1 大匙
　│ 柠檬（洗干净、切成薄片）……1 个
　│ 蜂蜜……1 大匙
　│ 水……1 大匙

锡纸（25 cm×25 cm）……2 张

做法

1. 摊开 2 张 25 cm×25 cm 的锡纸，分别铺上地瓜及拌匀的 A 后封口。

2. 把步骤 1 中的食物连同锡纸一起放进平底锅内，盖上锅盖以中火干蒸 5～8 分钟即完成。

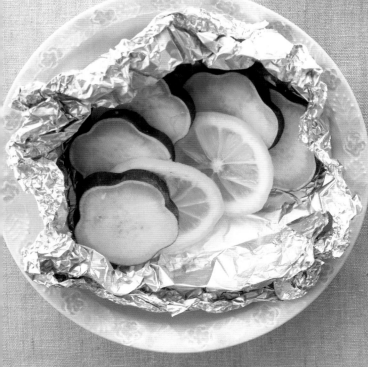

马铃薯椰香蒸墨鱼

椰子油和腌渍墨鱼的新鲜组合，带来味觉上的强烈冲击！

材料 (一人份)

椰子油……1 大匙
马铃薯（带皮、切块）……2 个 (200 g)
腌渍墨鱼……40 g
锡纸（25 cm×25 cm）……2 张

做法

1. 摊开 2 张 25 cm×25 cm 的锡纸，分别铺上马铃薯再淋上椰子油后封口。

2. 把步骤 1 中的食物连同锡纸一起放进平底锅内，盖上锅盖以中火干蒸 5～8 分钟到马铃薯熟透为止。打开锡纸加入腌渍墨鱼后，再放上一小匙椰子油，即可盛盘。

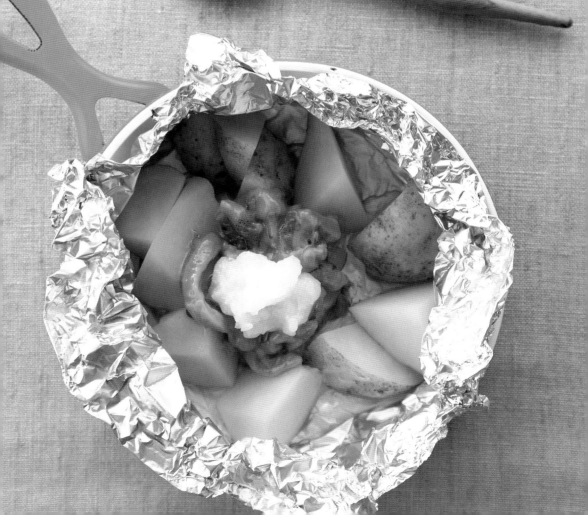

自由组合，不再单调！
椰子油饭、烤吐司、炒面

玉米芝士饭
玉米 Q 弹的口感，好吃到让人上瘾

材料 (两人份)

椰子油……2 大匙
杂粮饭（温热）……2 碗
玉米罐头……50 g
味噌……1 大匙
帕玛森干酪（磨成粉状，或买市
售芝士粉）……1 大匙
粗粒黑胡椒粉……少量

做法

1 在杂粮饭上，铺上拌匀的玉米
和味噌。

2 淋上椰子油，再撒入帕玛森干
酪和粗粒黑胡椒粉即完成。

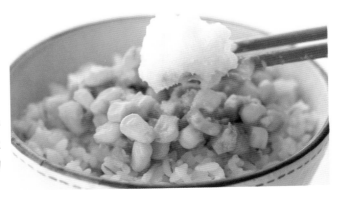

完成后放上一小
撮固态椰子油，让
料理散发出舒心的
香气。

在饭或烤芝士上放凝固的椰子油，
暖乎乎地绽放开来的椰子香气，正是让人上瘾的关键。

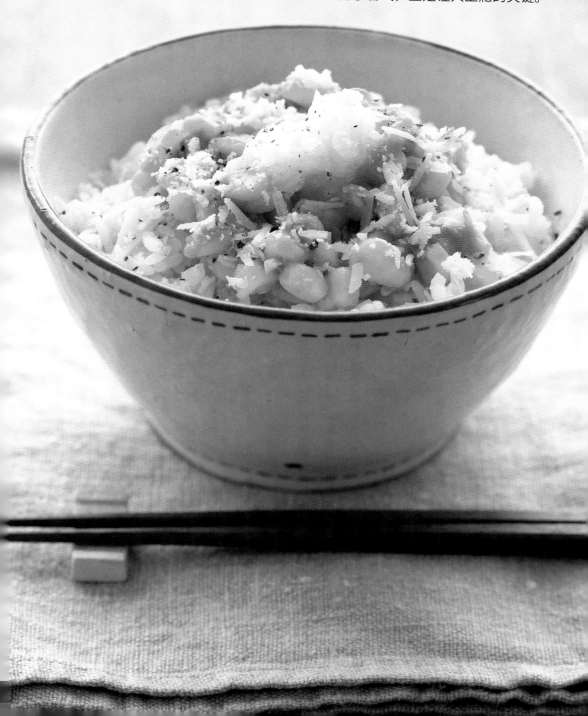

明太子腌芥菜饭

享受多重风味的和风美馔！

材料（两人份）

椰子油……2 大匙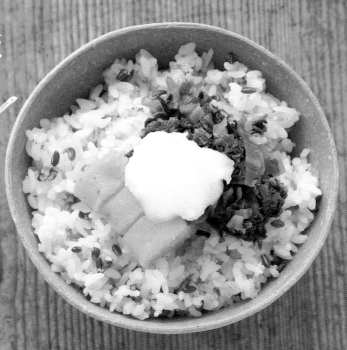

杂粮饭（温热）……2 碗

辣味明太子（切成 1 口大小）……1 条（40 g）

腌芥菜（切碎）……40 g

做法

将杂粮饭盛进碗中，再铺上明太子和腌芥菜，最后放上椰子油即完成。

鲂仔鱼纳豆紫苏饭

缓和纳豆的口感
青紫苏成了重点

材料（两人份）

椰子油……2 大匙

杂粮饭……2 碗

酱油……2 小匙

纳豆……2 盒

鲂仔鱼……20 g

青紫苏（切细丝）……4 片

做法

1 将杂粮饭装进碗里，铺上与酱油拌匀的纳豆和鲂仔鱼。

2 在饭上撒上青紫苏，最后放上椰子油即完成。

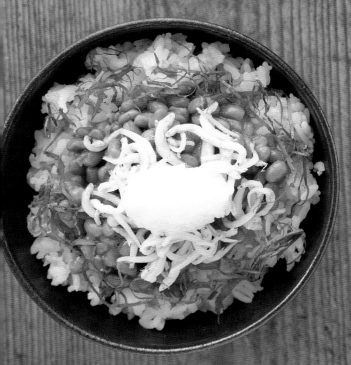

蘑菇柚香胡椒烩饭

微微辛辣的刺激，让味觉留下深刻印象

材料（两人份）

椰子油……1 大匙

蟹味菇（弄散）……1/2 袋（50 g）

杏鲍菇（切薄长方片）……1 个（50 g）

香菇（切薄片）……2 朵（30 g）

鮞仔鱼……20 g

杂粮饭……1 碗（200 g）

A｜柚香胡椒……1/2 小匙
　｜盐……1/4 小匙
　｜高汤……1 杯

比萨专用芝士……30 g

帕玛森干酪（磨丝，或用芝士粉）……适量

香芹（切碎）……适量

做法

1 在平底锅内倒入椰子油，以中火加热，放入菇类拌炒到熟透后，加入鮞仔鱼快炒。

2 把杂粮饭加入 1 的平底锅中，再放入 A 混合均匀。慢慢煮到汤汁收干后，倒入比萨专用芝士搅拌。等到产生黏稠感时，即可熄火。

3 将 2 盛盘，最后撒上帕玛森干酪、香芹即完成。

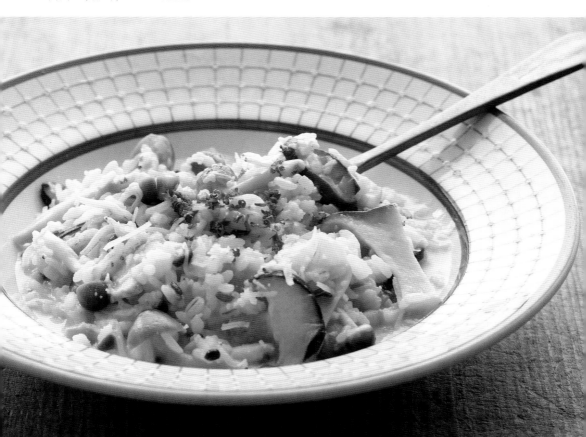

蜂蜜杏仁烤吐司

酥脆爽口的美味!
杏仁的口感提升了满足感

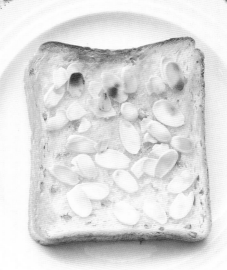

材料（两人份）

椰子油……2 大匙

黑麦吐司……2 片

蜂蜜……1 大匙

杏仁片……10 g

做法

在黑麦面包上，依序涂抹椰子油、蜂蜜，撒上杏仁片。放进烤箱（1000 W）内烤 3 ~ 4 分钟至出现微焦色，即完成。

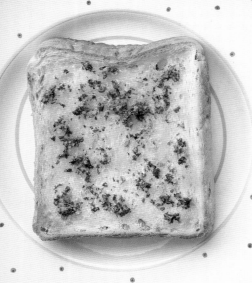

香芹蒜香烤吐司

比奶油更甘甜芳香

材料（两人份）

黑麦吐司……2 片

A 椰子油……2 大匙

香芹（切末）……2 小匙

蒜泥……1/2 小匙

盐……1/4 小匙

粗粒黑胡椒粉……少量

做法

将混合均匀的 A 涂抹在黑麦吐司上。放进烤箱（1000 W）内烤 3 ~ 4 分钟至出现微焦色，即完成。

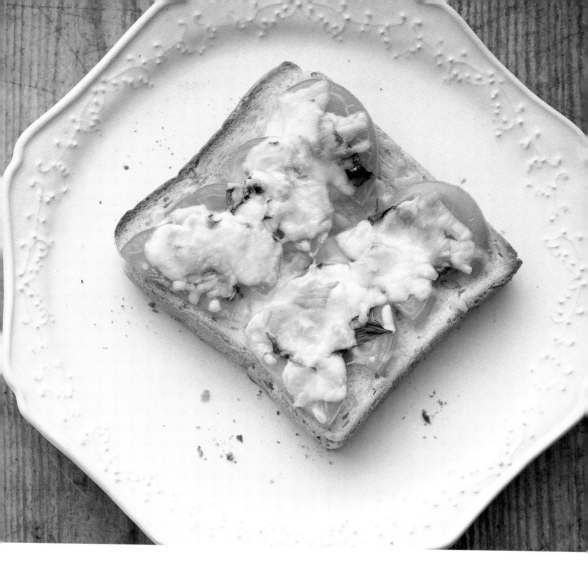

番茄罗勒芝士烤吐司

椰子油完全不会干扰番茄和罗勒的风味

材料（两人份）

椰子油……2 大匙
黑麦吐司……2 片
番茄（薄切片）……1/2 个（100 g）
罗勒（切碎）……4 片
比萨专用芝士……20 g

做法

在黑麦吐司上涂抹椰子油，并依序铺上番茄、罗勒、比萨专用芝士。放入烤箱（1000 W）烤3～4分钟至出现微焦色。

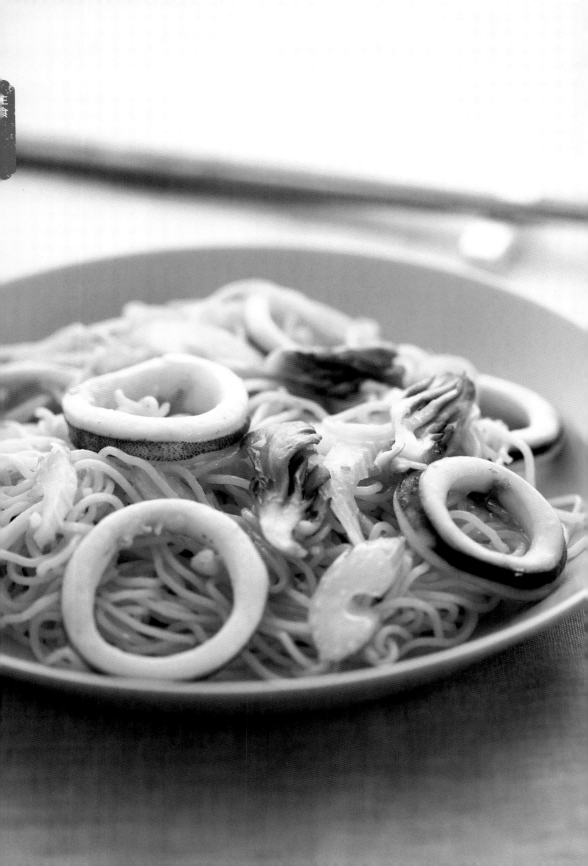

墨鱼炒面

完美呈现蔬菜和海鲜的鲜甜

材料（两人份）

椰子油……2 大匙

炒面专用油面……2 包

大蒜（切末）……1 瓣

墨鱼（切成 0.8 cm 厚的薄片）……
1 只（150 g）

芹菜（去粗筋、切斜薄片）……
1 根（100 g）

灰树花（弄散）……1/2 袋（50 g）

A｜日式酱油……2 小匙

　｜盐……1/3 小匙

　｜黑胡椒粉……少量

做法

1 在平底锅中，放进炒面专用的油
面，以中火加热，并用长筷轻轻
搅拌至散开后，取出。

2 将椰子油、大蒜放入平底锅中，
以中火爆香后，加入墨鱼炒到熟
透，再加入芹菜、灰树花快速
拌炒。

3 把炒面倒入步骤 2 的食物中快速
拌炒后，加入 A 混合均匀。

油面上有一层油，
因此就算直接放
进没抹油的平底锅
中加热，也会自然
散开。待油面散开
后，记得立即用筷
子搅拌。

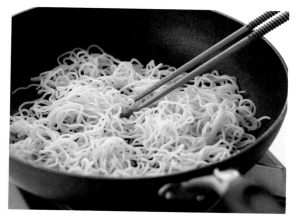

荤素搭配，营养好吃！

椰子油主菜

多明格拉斯风味味噌炖牛肉

营养满分，分量超大！

材料(两人份)

椰子油……1 大匙

大蒜（切末）……1 瓣

牛肉薄片（切成一口大小）……150 g

牛蒡（斜切薄片）……1/2 根（50 g）

洋葱（切成 1cm 宽的块状）……1/4 个（50 g）

灰树花（弄散）……1/2 袋（50 g）

米粉（也可以用面粉代替）……2 大匙

A │ 赤味噌……1 大匙

　 │ 番茄酱……1 大匙

　 │ 粗粒黑胡椒粉……少量

　 │ 高汤……1 杯

豆浆……2 大匙

香芹（切碎）……少量

做法

1 把椰子油倒入平底锅内，开中火加热。放入大蒜爆香，再加入牛肉、牛蒡及洋葱拌炒。待牛肉炒熟时，加入灰树花快速拌一下。

2 将米粉放入步骤 1 的平底锅中拌匀。加入混合好的 A，开中火煮 2～3 分钟让汤汁变黏稠，倒入豆浆后熄火，撒上香芹即完成。

豆浆煮太久容易分离，建议起锅前再倒入，稍微加热一下即可。

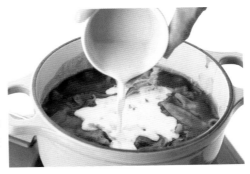

炖、煮、炒、炸、烤、凉拌……
用了椰子油，不仅能带来全新的味觉感受，
料理的口感也变得更加有层次。

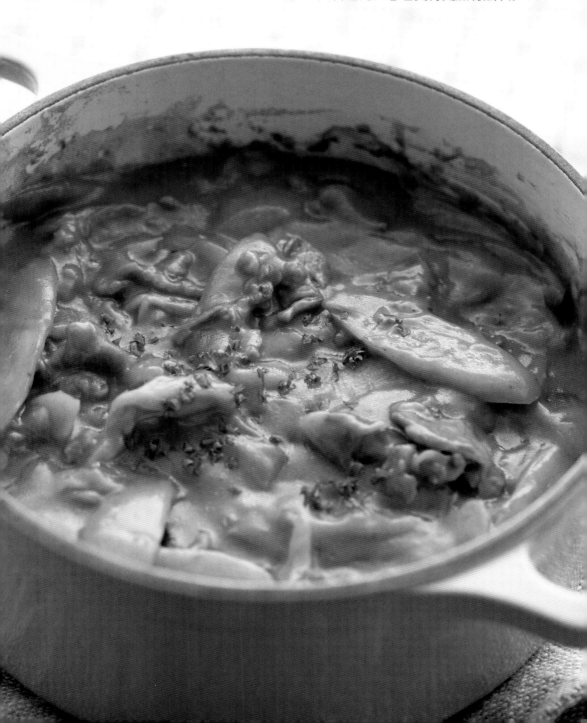

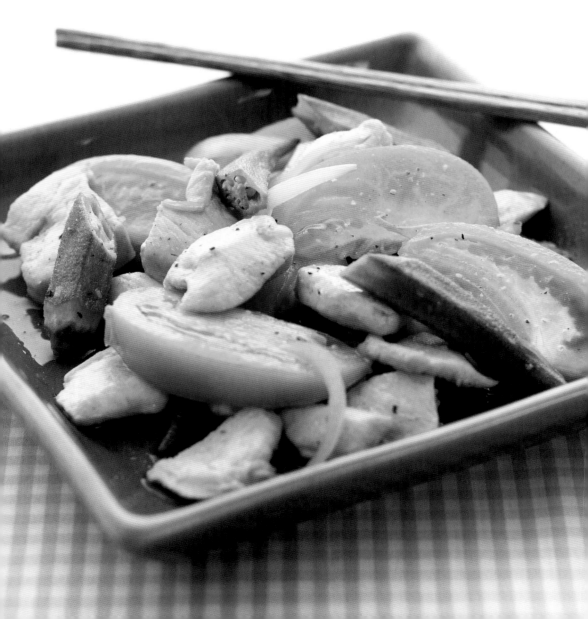

番茄秋葵炒鸡肉

把味道平淡的鸡胸肉变身成口感丰富的佳肴

材料 (两人份)

椰子油……1 大匙

大蒜（切薄片）……1/2 瓣

鸡胸肉（切成一口大小的薄片）……200 g

洋葱（切丝）……1/6 个（50 g）

秋葵（用盐水氽烫后，斜切两半）……
5 根（50 g）

番茄（切块）……1 个（200 g）

鱼露……1 大匙

胡椒粉……少量

做法

1 把椰子油、大蒜倒入平底
锅中，以中火爆香。

2 加入鸡肉、洋葱，拌炒到
鸡肉熟透。

3 再放入秋葵、番茄以大火
拌炒。

4 最后加入鱼露、胡椒粉调
味即完成。

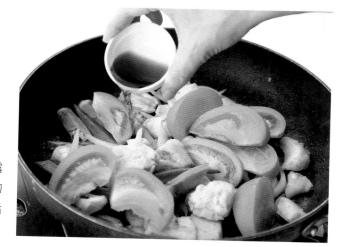

为了避免鱼露
失去原本的
风味，请最后
加入。

纳豆炸鸡块

巧妙转化纳豆独特的味道

材料（两人份）

椰子油……2 大匙

鸡肉末……150 g

纳豆……50 g

大葱（切末）……1/2 根（50 g）

香菇（切丁）……1 朵（20 g）

A | 蛋液……1/2 颗
  | 淀粉……2 大匙
  | 酱油……1 小匙
  | 盐……1/4 小匙

青紫苏……2 片

柠檬（切块）……2 片

做法

1. 将鸡肉末、纳豆、大葱、香菇放进容器里，加入 A 搅拌均匀。

2. 平底锅中倒入椰子油，以中火加热。将步骤 1 中的食物分成 10 等份，用汤匙盛入锅里，煎 2 分钟左右至出现焦色时，翻面再煎 2～3 分钟，让整体略呈金黄焦色。

3. 将步骤 2 中的食物盛盘，附上青紫苏、柠檬块即完成。

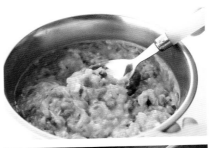

将鸡肉末和纳豆混合均匀，煎炸时就不易散开。

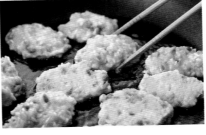

以椰子油煎炸，能够轻松炸出酥脆的美味。

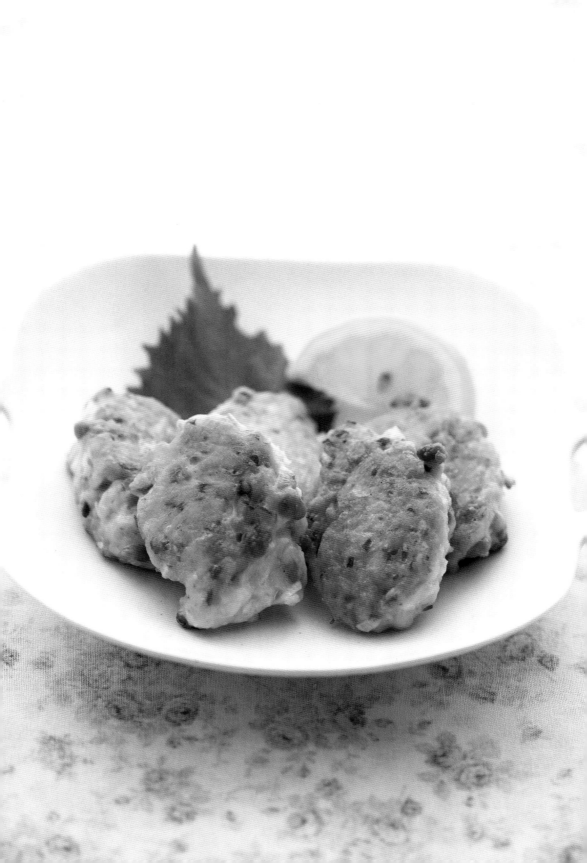

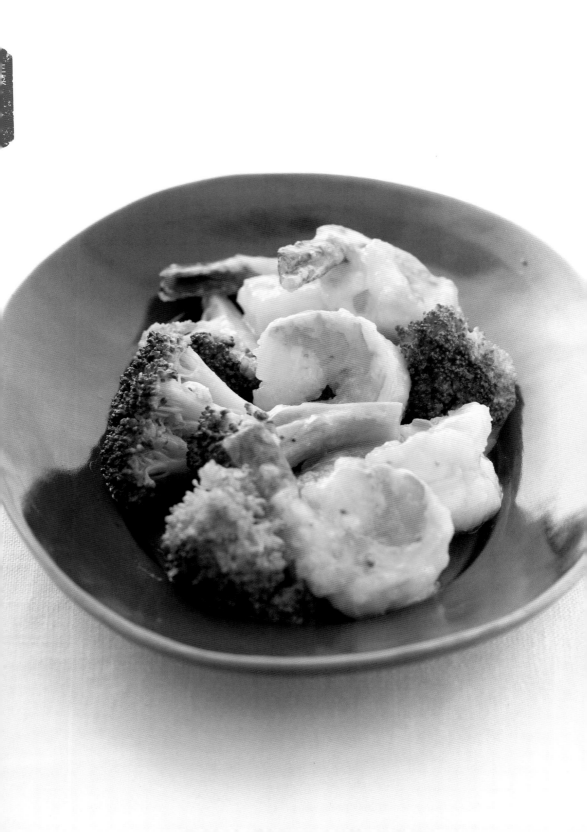

椰香鲜虾拌西蓝花
椰香美乃滋让料理变成吃不腻的美味

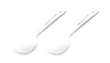

材料 (两人份)

椰子油……2 大匙

虾（剥壳、划开背部去掉虾线）……10 尾
（约 200 g）

盐……少量

胡椒粉……少量

淀粉……1 大匙

C｜椰香美乃滋……2 大匙

　｜甜辣酱……2 大匙

　｜盐……少量

西蓝花（用盐水氽烫）……10 朵（100 g）

做法

1 将虾均匀抹上盐、胡椒粉、淀粉。

2 在平底锅内倒入椰子油，以中火加热。放入步骤 1 的虾，待煎熟后，起锅放在厨房纸巾上，吸去多余油脂。

3 将 C 放进容器里混合均匀，加入步骤 2 中煎好的虾及西蓝花拌匀。

椰香美乃滋的做法

A 椰子油、橄榄油……各 2 大匙

B 蛋黄……1 个　醋……1 大匙　辣椒酱……1/4 小匙　盐……1/4 小匙

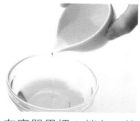 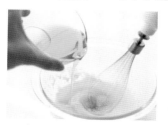 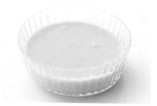

1 在容器里把 A 拌匀。将容易凝固的椰子油事先和橄榄油混合，这样即使在 25 ℃以下也不会凝固。

2 在另一个容器里混合 B，并慢慢地加到步骤 1 的容器之中。

3 用打蛋器搅拌到泛白且有厚重感时，即完成。

※ 若未用完，请放进冰箱冷藏保存，使用前再拿出恢复常温。

梅肉蜂蜜烧鳕鱼

利用椰子油蒸烧，香味瞬间弥漫

材料 (两人份)

椰子油……1 大匙
鳕鱼……2 片
盐……少量
胡椒粉……少量
洋葱（切薄片）……1/2 个（100 g）
胡萝卜（切细丝）……1/5 根（30 g）
金针菇（弄散）……1/2 袋（50 g）
细葱（切末）……少量
A｜椰子油（液体）……1 大匙
　｜梅干（去籽，用菜刀拍碎）……
　｜1 个（20 g）
　｜醋……1 大匙
　｜蜂蜜……1/2 大匙

做法

1 准备两张锡纸，涂上一层薄薄的椰子油。把鳕鱼用盐、胡椒粉腌制过后放入，再加入一半分量的洋葱、胡萝卜、金针菇，将锡纸封口。

2 将步骤1中的食物连同锡纸一起放在平底锅上，盖上锅盖以中火焖煮3～4分钟，转小火再蒸烧3～4分钟。

3 盛盘，打开锡纸、撒上葱花，淋上混合均匀的A，即可上菜。

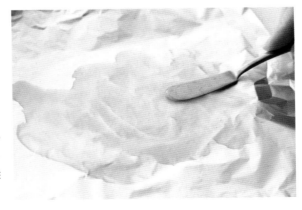

为了增添风味，以及预防食材沾黏，请事先在锡纸上涂抹椰子油。

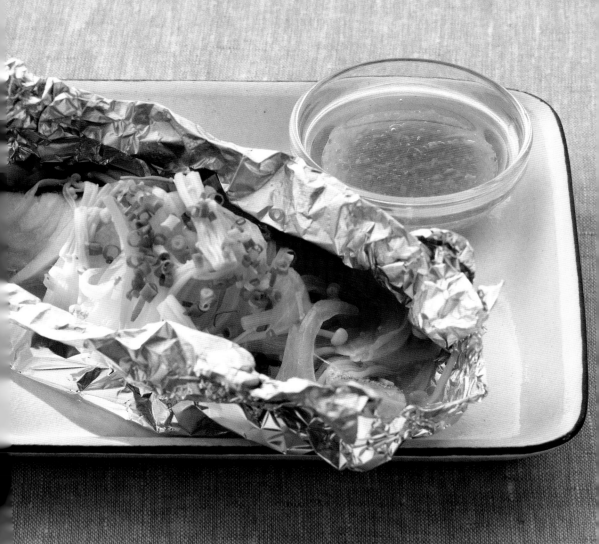

汤豆腐与韭菜酱汁
一起调制略带异国风味的蘸酱吧!

材料（两人份）

A 昆布 2 cm×5 cm……2 片
　水……3 杯

嫩豆腐（切丁）……1 块
金针菇（弄散）……1 袋（100 g）
胡萝卜（切丝）……1/5 根（30 g）
香菇（伞顶切十字花）……4 朵
细雪水菜（切成 4 cm 的长段）……2 根
B 椰子油……1 大匙
　韭菜（切小段）……2 根（20 g）
　高汤……4 大匙
　酱油……2 大匙
　熟白芝麻……1 小匙

做法

1 将 A 放进锅里，待昆布浸泡至变软。再依序加入嫩豆腐、金针菇、胡萝卜、香菇，开中火煮沸后，加入水菜，熄火。

2 将 B 放进锅内，以中火加热，轻轻搅拌 1 ～ 2 分钟，熄火，做成酱汁。

3 将步骤 1 中的食物盛出，蘸着酱汁享用。

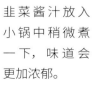

韭菜酱汁放入小锅中稍微煮一下，味道会更加浓郁。

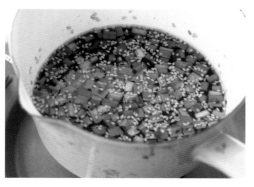

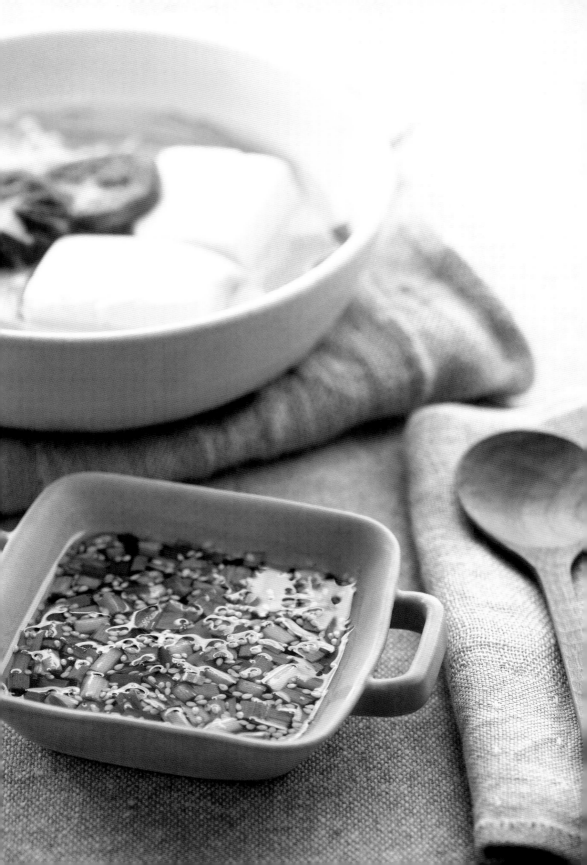

各种料理都能应用！
椰子油的四种酱汁

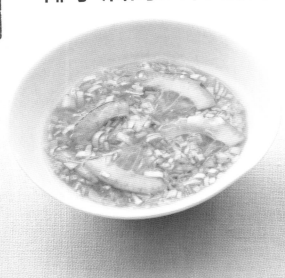
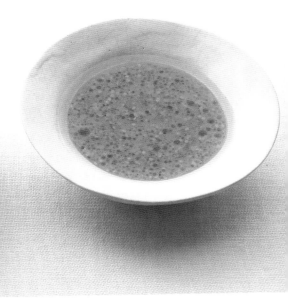

柠檬葱花酱汁
很适合搭配嫩煎料理一起食用

材料（两人份）
椰子油（液态）……1 大匙
柠檬（切成薄片）……1/8 个
柠檬汁……1 大匙
大葱（切末）……1/4 根（25 g）
鱼露……1 大匙
砂糖……1 小匙

做法
将所有材料放进容器里混合均匀即完成。

味噌芥末酱汁
微辣的芥末酱非常下饭

材料（两人份）
椰子油（液态）……1 大匙
A｜味噌……1 大匙
　｜砂糖……1/2 大匙
　｜颗粒芥末酱……1/2 大匙
　｜醋……2 大匙

做法
将 A 依序放进容器里，均匀混合避免出现块状，最后加入椰子油拌匀即完成。

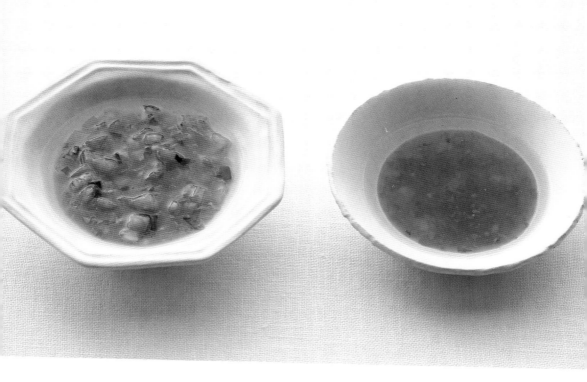

番茄罗勒酱汁
能自由混搭各种料理

材料 (两人份)
椰子油（液态）……1 大匙
番茄（切 5 mm 丁状）……
1/4 个 （50 g）
罗勒（切碎）……2 片
醋……1 大匙
盐……1/4 小匙
胡椒粉……少量

做法
将所有材料放进容器里混合均匀即
完成。

柚香胡椒酱汁
柚子酱和柚香胡椒的绝妙组合

材料 (两人份)
椰子油（液态）……1 大匙
A | 柚香胡椒……1/2 小匙
柚子酱……1 大匙
日式酱油……1 小匙
盐……少量
醋……1 大匙

做法
将 A 依序放进容器里，均匀混合避
免出现块状，最后加入椰子油拌匀即
完成。

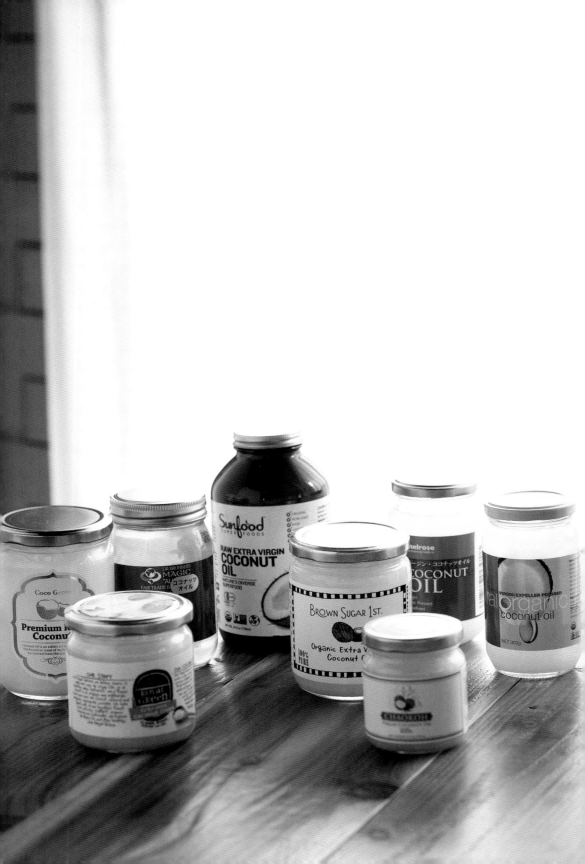

Lesson3

保湿! 透亮!

椰子油
美肌护肤的
活用指南

市野小织

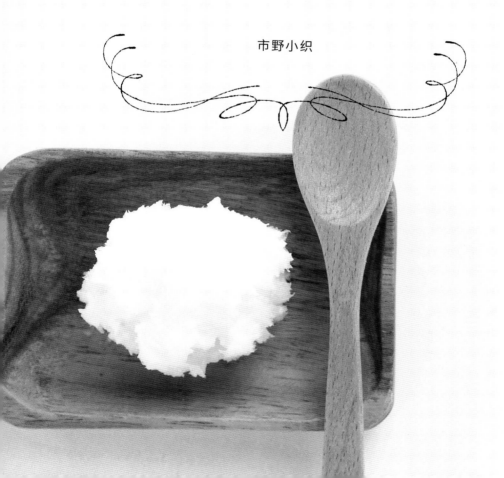

保湿防晒，效果显著！

椰子油是调养出
水嫩肌肤的保湿圣品

以月桂酸为首，含有丰富抗氧化物质、维生素、矿物质的椰子油，如果活用在护肤及按摩上，可以获得卓越的冻龄效果。

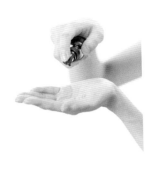

椰子油不仅能够保护肌肤免于干燥及受到老化元凶活性氧的破坏，还能促进血液循环、改善虚寒体质。此外，椰子油也是最佳的天然防晒油，既能预防紫外线，也不会对皮肤造成负担，还有预防肌肤粗糙、促进伤口修复、平衡皮脂、预防青春痘等功效，并且可以缓和疼痛、瘙痒、红肿等症状，功能非常多。

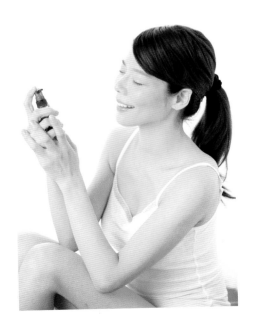

不过，虽说椰子油是最安全的天然油脂，但为了保险起见，在开始用于护肤之前，最好先做局部皮肤测试（请参考 P67），确认无刺激反应后再使用。

开始用
椰子油护肤之前

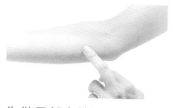

先做局部皮肤测试

在皮肤状态不同的手腕外侧和内侧，各抹上少量的椰子油，等 10 分钟左右，只要没出现红斑或过敏症状，就可以安心使用。

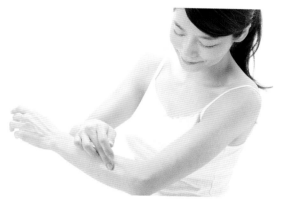

事先准备好工具就不会失败

先准备好漏斗等器具，即可轻松快速地分装于小瓶中。

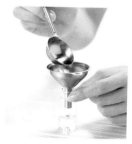

如果凝固的话……

椰子油在 24 ~ 25 ℃以下就会逐渐凝固，因此在护肤之前，请隔水加热（40 ℃左右）后再使用。由于椰子油具有高度稳定性，只要在有效期限内，即使反复凝固、融化，也不会变质。

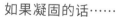
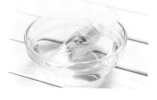

以小瓶分装，提高实用度

用小瓶分装，不仅方便携带，更能随时随地提升美肌力。瓶子大小配合用途自由选择即可。

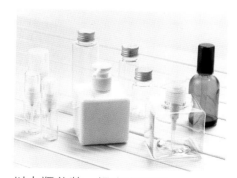

制作简单，多种用途！

护肤界新宠，
椰子油的美肌秘方

由于椰子油中的成分分子量小、亲水性高，所以具有良好的亲肤性，不仅可以唤回滑嫩、Q弹的肌肤，除菌和杀菌效果也很显著。下面将详细介绍几种简易的护肤方法，分量依据个人状况斟酌使用。

美肌秘方 1　保湿精华露

适用于早晚洗完脸之后，只需要油和水，就能提升肌肤防护力！

材料　椰子油……约 1 mL
　　　水……约 1 mL

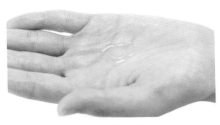

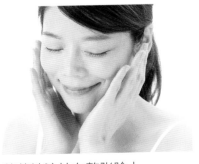

1 让椰子油和水充分混合
可以使精华露的亲肤效果更好，去除黏腻的触感。

2 薄薄地涂抹在整张脸上
轻轻地用手推开，让椰子油充分渗透。

 帮自己设置个肌肤休息日吧！
建议每周抽出 1～2 天，不搭配其他护肤品，只使用椰子油护肤。让椰子油内含的月桂酸充分发挥于肌肤上，达到保湿及恢复弹性的功效。

美肌秘方 2 护手、护甲油

天然温润的质地，能滋养手部肌肤、预防干燥，也可护理指甲周边的死皮。
由于渗透性好，涂完后立即碰水或工作都不会有问题。

材料

椰子油……约 1 mL

用水沾湿手掌后，将椰子油倒
在手上，用手指轻轻按摩指甲、
指缘到整双手，持续 2 ～ 3 分
钟，等黏腻感消失即可。

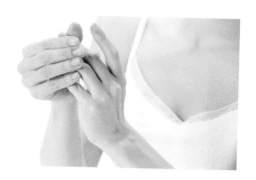

美肌秘方 3 护肤油

在刚出浴时，给全身来个滋润的终极护肤吧！
涂抹完脚后，记得穿上袜子，避免发生滑倒等意外。

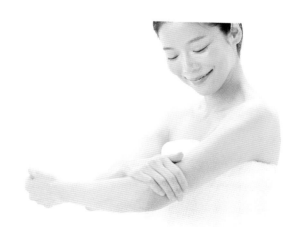

材料

椰子油……配合使用范
围，适量即可

洗完澡后，以适量的椰子油
薄薄地涂抹于全身，再用浴
巾擦拭。原本粗糙、暗沉的
皮肤，不仅能变得水嫩有弹
性，容易长粗皮的手肘、膝
盖、背部和臀部等肌肤，也
能够重获润柔细腻的触感。

美肌秘方 4 漱口

每天以椰子油漱口，既可预防牙周病和口臭，
又能击退口中的病毒和细菌！
同时也会带动脸部肌肉，达到瘦脸的效果。

材料 椰子油……3 ～ 5 mL

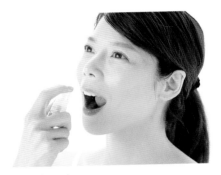

1 将椰子油含在口中。

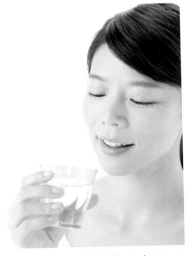

3 将油吐出后，再以盐水（200 mL
的水，混合 1 小匙食盐）漱口。

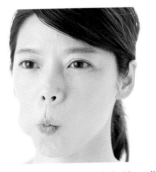

2 利用舌头让油充分流动到口腔各处，尤其是
牙齿、牙龈和脸颊内侧。持续漱口约 5 ～ 10
分钟。

美肌秘方 5 头皮护理

每周 1～2 次的头皮护理，帮助深层清洁、净化毛孔、
促进头皮的血液循环、预防脱发及舒缓疲劳的大脑，
带来有光泽、不打结、不毛躁的柔顺秀发！

材料　椰子油……2～5 mL

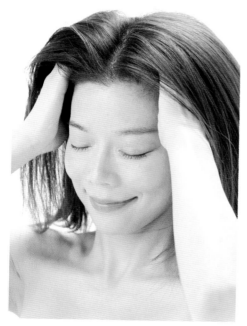

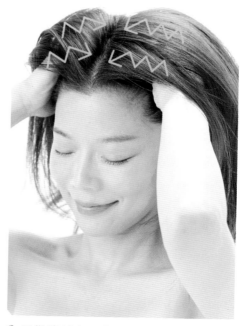

1 先将头皮沾湿，取椰子油抹于头皮上。
油的用量可根据头发的长度调整。

2 用指腹以自己觉得适当、舒服的力道
按摩。

3 等待 10 分钟后，用洗发水冲洗干净，再
进行平常的护发程序即可。

解压美颜，放松身心！

椰子油的按摩功效

既能滋润肌肤又能刺激穴位的椰子油，最适合用来按摩。建议在晚上入浴时和入浴后进行。椰子油的使用量，请依各部位斟酌加减。另外，按摩后可以用纸巾轻轻拭除，但如果不在意的话，也可以让油直接保留在身上。

美肌秘方 6 美颜按摩

预防细纹、净化角质、告别干涩，使用后会呈现完美平滑水嫩肌。
请于洗干净的脸上，均匀涂抹，椰子油的使用量自行斟酌加减。

材料
椰子油……约 2 mL

做法
取适量椰子油于手上，依 1 ～ 6 的顺序，进行按摩。

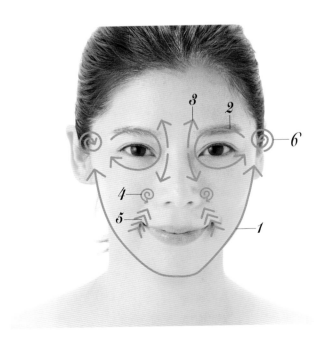

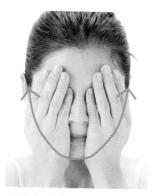

1 均匀涂抹在全脸

取适量椰子油于手上，将双手贴在脸上，用体温帮助油吸收，促进全脸的血液循环。

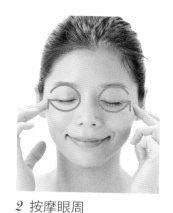

2 按摩眼周

依序从外眼角到内眼角，再从内眼角到外眼角，轻柔地为眼周按摩，促进眼周血液循环、消除长年累积的疲劳。

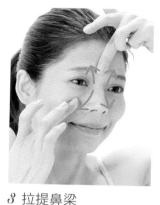

3 拉提鼻梁

将左右手的中指各放在鼻梁边和眼头边，做上下提拉的动作，会有鼻梁挺直的感觉。另一边也用相同的方式进行提拉。

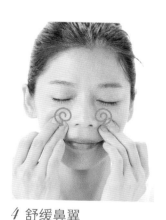

4 舒缓鼻翼

将两指放在鼻翼旁（颧骨下方凹陷处），以画小圆圈的方式按摩，能够有效改善眼睛疲劳、脸颊僵硬。

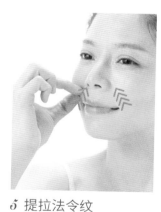

5 提拉法令纹

轻轻捏起法令纹上的皮肤后，再马上放开。以同样的动作，接续顺着纹路往上捏。另一边也用相同的方式进行提拉。

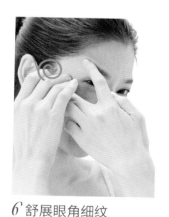

6 舒展眼角细纹

用一只手的中指和食指撑开皱纹后，另一只手沾取椰子油，在眼角画小圆圈轻轻按摩。另一边也用相同的方式进行按摩。

※ 最后，再度将双手贴在全脸约 20 秒，镇定皮肤。

美肌秘方 7 小脸按摩

精准地按压可以消除浮肿、放松穴位，
能有效紧致脸部肌肤及轮廓，打击皱纹及粗糙。

材料　椰子油……3～5 mL

做法　取适量椰子油于手上，依 1～6 的
　　　　顺序，进行按摩。

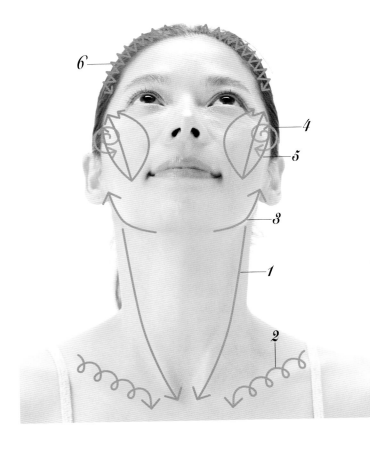

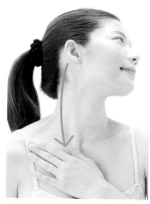

1 搓掉颈部的老废物质

脸朝侧边看，手掌放于耳朵下方，慢慢地往锁骨方向温和地按摩。另一边也用相同的方式进行按摩。

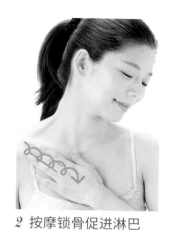

2 按摩锁骨促进淋巴循环

指尖放在锁骨下方，画圆圈进行刺激，有助于淋巴系统更加畅通。另一边也用相同的方式进行按摩。

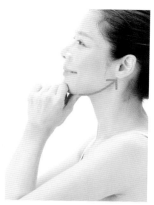

3 紧实脸部线条

用大拇指和食指夹着下巴，沿着颚骨往耳朵下方滑动按摩。

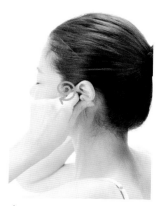

4 放松耳朵前面的肌肉

轻轻拉提耳朵，以绕圆圈的方式按摩，放松僵硬的肌肉。

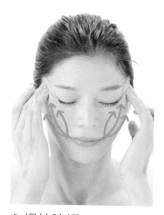

5 提拉脸颊

从脸颊下方到太阳穴，用手指以画三条线的方式滑动按摩。皮肤松弛的地方可以加强提拉的力度。

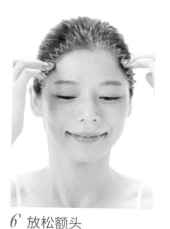

6 放松额头

从前额的发际线中央往耳朵方向，画 Z 字线按摩，可以消除额头的紧绷感，眼睛也会比较有神。

美肌秘方 8 解压按摩

能够缓和颈部疼痛，改善肩膀疲劳，
让沉重的手臂得到解放，促进血液循环，
加强颈部到胸前的线条，预防双下巴。

材料　椰子油……颈、肩、手臂总共 3 ～ 5 mL

颈部

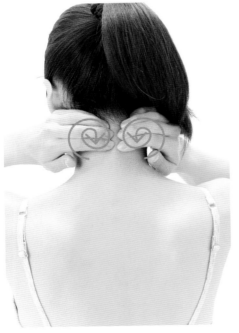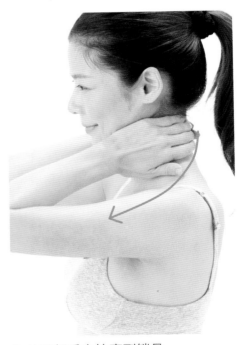

1 **双手放于颈后**

取适量椰子油于手上，将双手大拇指以
外的四根手指放在后颈，由外往内画圈
按摩。

2 **从颈部后方按摩到锁骨**

指腹扣着颈后僵硬的部分，慢慢往前方锁
骨处滑动手掌。步骤 1 ～ 2 反复做 3 次。

肩

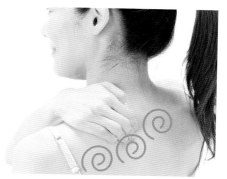

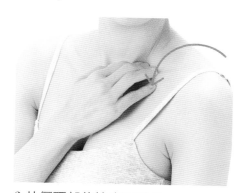

1 右手放在左肩胛骨上

取适量椰子油于手上，让右手越过左肩到后方，用适当的力道按压后背僵硬的部位。

2 从僵硬部位按摩到锁骨

将 1 的手往前方慢慢按摩到锁骨，僵硬的部位可以反复加强力道按摩。步骤 1～2 反复做 3 次。

手臂、胸前

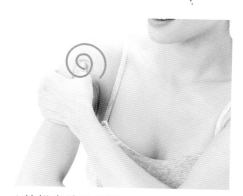

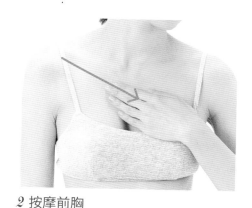

1 放松肩膀三角肌

取适量椰子油于手上，以拇指指腹画小圆圈按摩肩膀上的肌肉（三角肌）。

2 按摩前胸

按摩锁骨下方有淋巴结的凹陷处。步骤 1～2 反复做 3 次。另一边也用相同的方式进行按摩。

美肌秘方 9 美腿按摩

以舒服的力道刺激脚底和脚背，
适当按压穴位能缓解疲劳和虚寒等症状，
消除累积在下半身的浮肿，紧实腿部线条。

材料 椰子油……小腿及脚底总共 5 mL

小腿

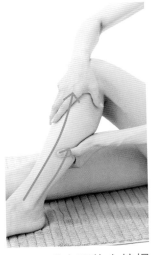 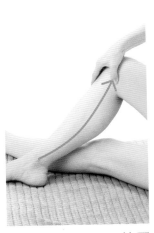 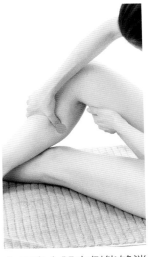

1 用双手由下往上按捏小腿肚

取适量椰子油于手中，两手依箭头方向握住小腿，用大拇指按住小腿肚的肌肉，从下往上按摩，重复进行 3～5 次。

2 用拇指由下往上按压小腿内侧

用大拇指从小腿内侧的脚跟处，顺着骨头后方的凹陷处往上按压，重复进行 3～5 次。

3 按摩小腿内侧能够消除浮肿的穴位

用大拇指持续按压图中标示红点的穴位约 10 秒钟，再慢慢放开，反复进行 3～5 次。另一只脚也按照步骤 1～3 的方式进行按摩。

脚底

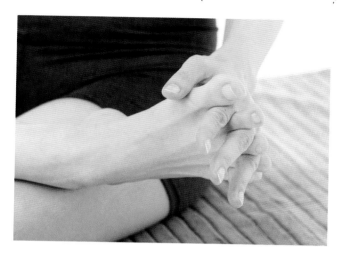

1 手指和脚趾紧扣
取适量椰子油于手中，让手指和脚趾紧扣在一起，手指做开合动作，刺激脚趾，活化淋巴结。

重点

如果手指很难扣到底，也不需要勉强，适度即可。

2 放松脚底
将双手的拇指放在脚底中央处，从内向外按摩。从脚跟开始往上，反复进行 3～5 次。

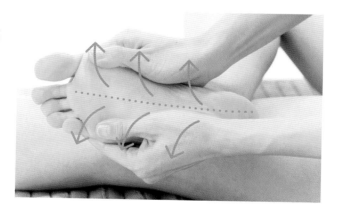

3 按摩脚背
手指放在脚踝前的左右凹陷处，画小圆圈轻轻地按摩，持续 10 秒钟。另一只脚也以相同的方式进行步骤 1～3 的动作。

美肌秘方 10 塑身按摩

搓揉囤积在侧腹、腹部、大腿的赘肉，燃烧多余的脂肪。
请一边想象推掉脂肪的画面，一边按摩。
注意避免施力过重，造成疼痛。

材料 椰子油……腰部及腿部总共 5 mL

腰部

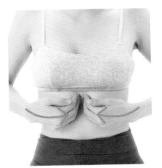 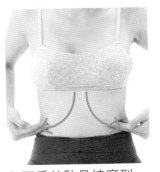 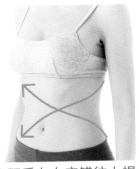

1 双手指尖轻轻下压
胸窝

取适量椰子油于手中，
一面吐气一面用大拇指
以外的四指，慢慢地往
胸窝下压。

2 双手从肋骨按摩到
侧腹

在吸气吐气的同时，顺
着肋骨下方的凹陷处，
往两边侧腹按压。步骤
1～2 反复做 3 次。

3 双手左右交错往上提
拉侧腹

接下来，从侧腹的左上
方按摩到右下方，再从左
下方按摩到右上方，双手
交错在腹部滑动，反复
进行 3 次。另一边也用
相同的方式进行按摩。

 诀窍在于想象自己正
抓着赘肉移动，一
边轻轻施加压力，一
边用手掌左右交错滑
动，就像是要画出理
想的腰身一样。

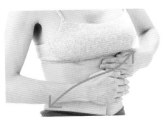

腿部

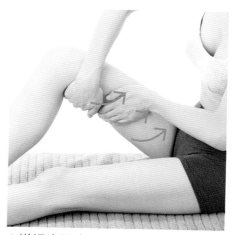

1 搓揉大腿内侧

取适量椰子油于手中，从膝盖内侧往鼠蹊部方向，慢慢揉捏大腿的肌肉。

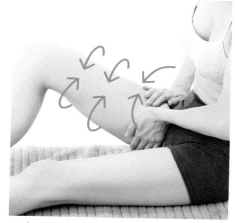

2 左右握扭大腿肌肉

从鼠蹊部开始，两手分别往内左右错位握扭肌肉，达到放松大腿的效果。

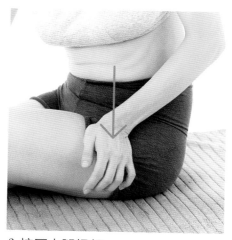

3 按压大腿根部

用手掌施力按压大腿根部，约 10 秒钟后松开。

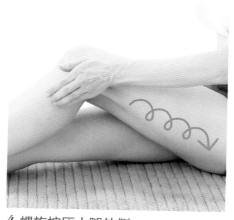

4 螺旋按压大腿外侧

从膝盖外侧开始用手掌以画螺旋的方式，按摩到大腿根部。步骤 1 ～ 4 反复做 3 次后，另一条腿也用相同的方式进行按摩。

成分简单，安全放心！
亲手 DIY，椰子油护肤品

椰子油的成分不仅适合当作香皂及化妆品的原料，也能够作为面膜、磨砂膏以及浴盐的基底。即使不小心吃到也不会伤害身体，它可以防护皮肤，令人全然放心。

准备好量勺、量杯、磅秤、打蛋盆、玻璃棒等器具，就能轻松快速地做出椰子油护肤品。

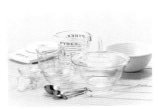

美肌秘方 11
椰子蜂蜜护肤面膜

改善暗沉　保湿

有抗菌效果的椰子油，搭配含有丰富氨基酸的蜂蜜制成的面膜，
能够促进肌肤光滑、细致柔嫩以及恢复弹性，
每周敷 1～2 次为宜。

材料（1 次分量）
椰子油……1 mL
蜂蜜……1 mL

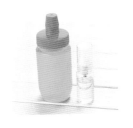

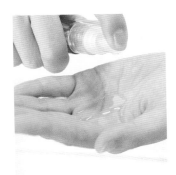

1 将蜂蜜滴于手中，再加入椰子油混合均匀。

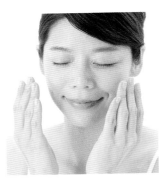

2 抹在清洗干净的脸上，静置 1～2 分钟，再用温水冲掉即可。

美肌秘方 12
椰子薄荷护肤膏

护唇　眼周护理

除了可以用在嘴唇干裂、眼周细纹及黑眼圈上之外，
因薄荷油具有清爽镇静的功效，也能抹在太阳穴上治疗头痛。
在药妆店或精油专卖店等地，均可以购买到食用薄荷油。

材料（30 g 软膏容器专用）

椰子油……20 mL
蜜蜡……2 g
蜂蜜……约 1 粒大豆大小
食用薄荷油……3 ～ 4 滴

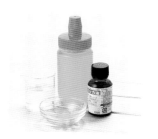

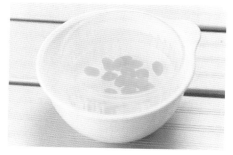

1 先用隔水加热法熔化蜜蜡。

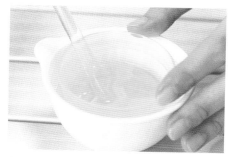

2 在 1 的蜜蜡中加入椰子油和蜂蜜，充分混合。

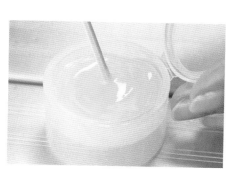

3 将 2 的混合物放进软膏容器里，等到开始凝固时，加入薄荷油拌匀。

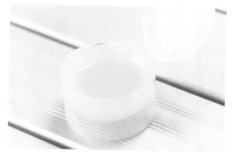

4 不仅能涂抹于嘴唇和眼周，还是全身皆能使用的万能护肤膏。

美肌秘方 13
椰子磨砂膏

角质
护理

温和地去除老废角质，帮助肌肤找回弹性，
让容易产生粗皮的手肘、膝盖、脚后跟和指尖，
恢复光滑和水嫩。常温下可保存 1 个月左右。

材料

椰子油……1 大匙
黄砂糖……3 大匙
蜂蜜……1 大匙

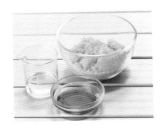

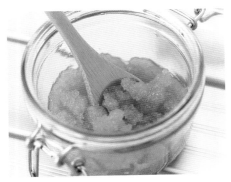

1 将所有材料混合均匀。

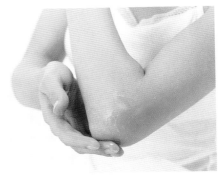

2 轻柔地在手肘、膝盖上搓揉，停留
1 ～ 3 分钟后再洗净，能够有效对抗橘
皮和脱皮。

重点

添加酸奶会使磨砂膏触感更温和

如果觉得磨砂膏过于刺激，可以添加
2 小匙的酸奶，触感会温和许多。但
一定要现做现用，不可以预先做好。

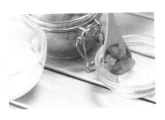

促进代谢，放松心情！
椰子浴盐

混合了椰子油、香草干和精油的组合，好好享受保湿、放松效果超群的椰子浴吧！下面介绍 3 种有温暖身体、促进代谢、放松心情等效果的配方，拿来洗手或是足浴都非常适合。

※ 请务必使用不织布做的茶包袋（可在超市购得）。
※ 精油可以在精油专卖店购得，干燥香草可以在药草店或香料店购得，陈皮可在中药店购得。

美肌秘方 14
桂花、陈皮 浴盐

改善
虚寒
干燥

材料 (2 ～ 4 次的分量)

椰子油……10 mL
天然盐……5 大匙
精油……甜橙、天竺葵各 5 滴
干燥香草……桂花 5 g
陈皮……10 g

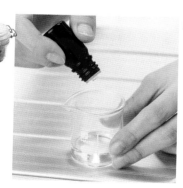

1 先将两种精油和椰子油混合在一起。

重点

在一开始就先拌匀，即可避免产生分离现象。

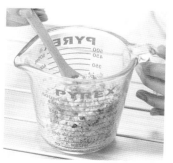

2 倒入天然盐，再将步骤 1 的混合物及剩余的材料加入并搅拌均匀，用罐子等容器密封保存。

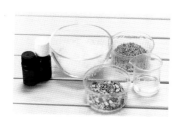

美肌秘方 15
迷迭香、桦树 浴盐

消除浮肿疲劳

缓和脚部浮肿、全身疼痛，
能够疗愈疲劳身心的浴盐，
其柔和的香味最适合用于提神。

材料（2～4 次分量）

椰子油……10 mL
天然盐……5 大匙
精油……迷迭香、桦树精油各 5 滴
干燥香草……迷迭香 5 g

※ 浴盐的制法可参考 85 页。

美肌秘方 16
薰衣草、玫瑰 浴盐

放松

泡在淡粉红色的浴池里，
不仅令人心情愉悦又放松，
也有助于解决失眠的问题。

材料（2～4 次分量）

椰子油……10 mL
天然盐……5 大匙
精油……薰衣草 10 滴、尤加利 5 滴
干燥香草……玫瑰 5 g

椰子浴盐的使用方式

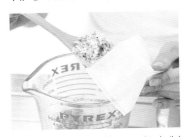

将调配好的浴盐装入不织布制
成的茶包内。1 包的标准量大
约为 1 大匙，若是在泡澡时使
用请准备 2～3 包，足浴则准
备 1 包即可。

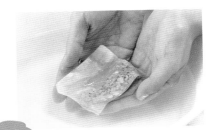

重点 为了泡完澡后清理方便，建议
选择细致的香草和精油。另
外，请务必使用不织布制成的
茶包分装。

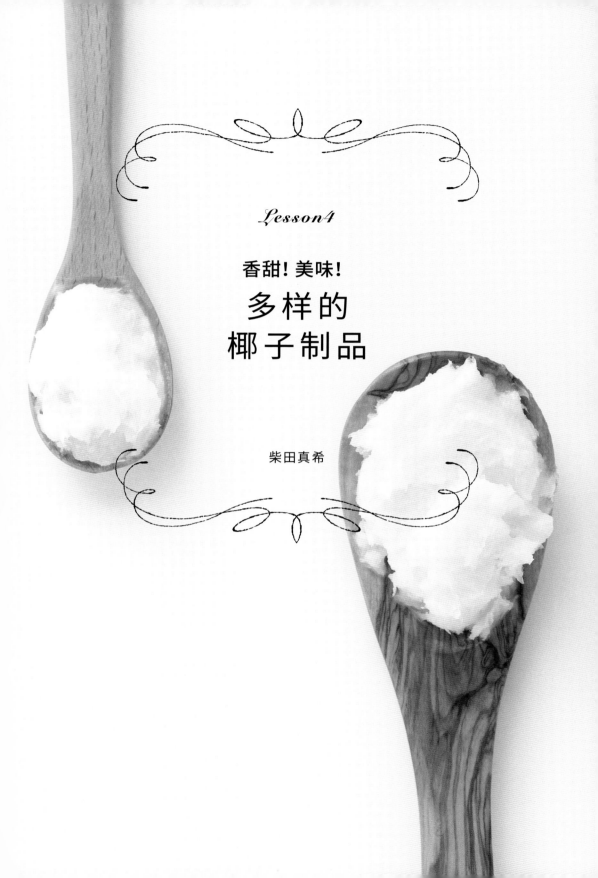

Lesson4

香甜! 美味!

多样的
椰子制品

柴田真希

跟椰子油一起食用会更加健康！
认识各种椰子制品

❤ 椰奶·椰子粉·椰子花糖

除了椰子油以外，还有椰奶、干燥的椰肉、椰子花糖等由椰子制成的其他产品。椰奶是以水和椰肉（成熟椰子内部的白色胚乳部分）一起熬煮制成的浓郁奶汁（椰浆是浓度更高的产品），本身也含有椰子油。

干燥的椰肉则是把椰肉切细后，经过干燥处理的产品，可以制成片状的椰丝、粉末状的椰子粉等。这些产品和椰子油都很搭，也都含有油脂成分，可以搭配食用。

椰子花糖是用椰子花的花蜜熬煮后所制成的甜味剂，特点是具有焦糖般

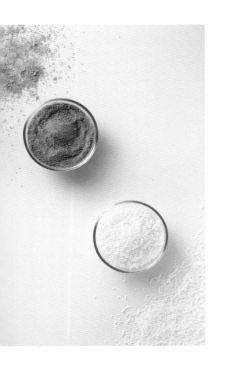

的自然甘甜。有机椰子花糖 GI（血糖生成指数）值约 35，低于一般糖类，做料理时能代替一般糖类，可以慢慢地被人体分解，并抑制血糖值急速上升，有效率地燃烧体内的糖分和脂肪。它含有丰富的矿物质，是一种能减轻身体负担的甜味剂（在 Lesson2 的食谱里所标示的砂糖，也都可以用椰子花糖代替）。

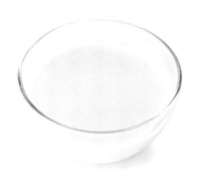

乳白色的浓醇和柔滑感
椰奶

从椰子的果肉中榨取而成，可以用来制作咖喱、冰激凌或果酱。代替牛奶使用，能够增添浓郁的香醇口感。

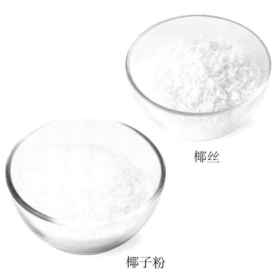

椰丝

椰子粉

令人着迷的沙沙口感
椰丝·椰子粉

将椰子的果肉切碎、干燥后制成。光是撒一点在食物上，就能享受到椰子的风味和独特口感。

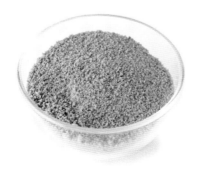

健康无负担还带有焦糖香
椰子花糖

由椰子花的花蜜制成，带有清爽的甘甜味，不易囤积在体内，美味与营养兼具。

香气迷人，健康安心！

椰子制品的美味料理

使用到的椰子制品

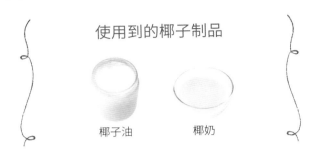

椰子油　　　椰奶

椰香牡蛎咖喱饭

铁含量高！可以预防贫血

材料 (两人份)

椰子油……1 大匙

牡蛎……10 个

面粉……1 大匙

A｜椰子油……1 大匙
　｜蒜泥……1 小匙
　｜姜泥……1 小匙

洋葱（切丝）……1/4 个（50 g）

菠菜（切段）……1/2 把（100 g）

咖喱粉……2 小匙

B｜椰奶……1/2 罐（200 mL）
　｜鱼露……1 大匙

杂粮饭……2 碗

做法

1 牡蛎用厨房纸吸干水分，裹上面粉。

2 在平底锅内淋上 1 大匙椰子油，开中火加热。放入步骤 1 的牡蛎，煎至两面金黄后取出备用。

3 把 A 倒入平底锅里，开中火加热，待闻到蒜香味时，再依序加入洋葱、菠菜拌炒，炒到洋葱变软为止。

4 倒入咖喱粉，炒至均匀后，再加入步骤 2 的牡蛎和 B，炖煮 3 分钟。

5 将杂粮饭盛盘，淋上步骤 4 的咖喱即完成。

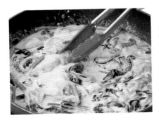

加了椰奶的咖喱，马上就会变得浓稠，因此炖煮的时间只要 3 分钟左右就足够了。

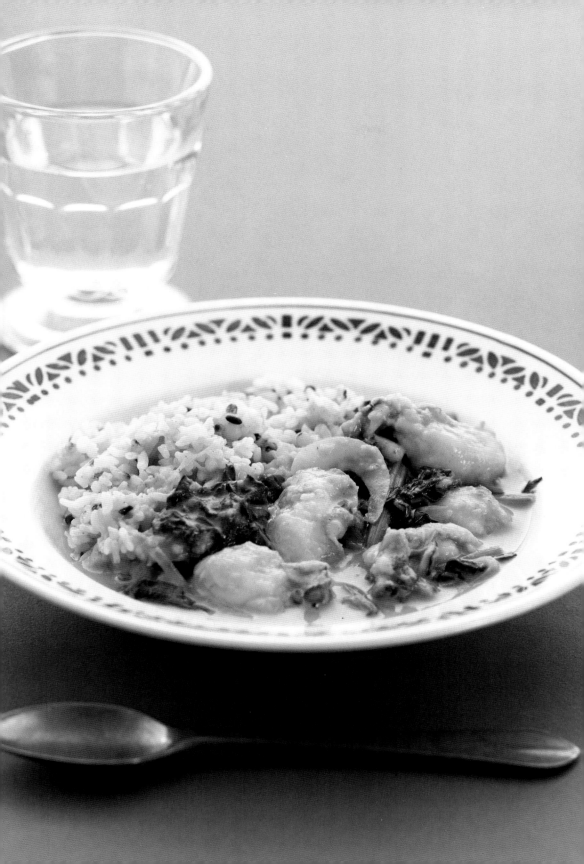

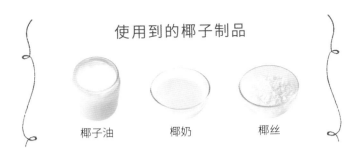

使用到的椰子制品

椰子油　　　椰奶　　　椰丝

椰奶法式吐司
甘甜的椰子香气扑鼻而来

材料 (两人份)

法国面包（切 2 cm 厚）……
6 ～ 8 片

A | 椰奶……3/4 杯
　 | 全蛋液……1 颗蛋
　 | 蜂蜜……1 大匙

椰子油……1 大匙

椰丝……少量

蜂蜜……适量

做法

1 将 A 倒入容器里拌匀，再放入法国面包浸泡 30 分钟以上。

2 在平底锅内倒入椰子油，开中火加热，放入步骤 1 的面包片并转小火煎约 3 分钟，等面包表面呈现金黄焦色时，翻面再煎 3 分钟。

3 将步骤 2 中煎好的面包片盛盘，淋上蜂蜜，撒椰丝装饰即可。

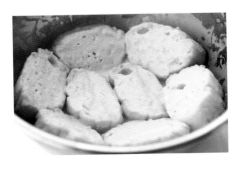

帮面包翻面，让蛋液更充分地渗透进去。

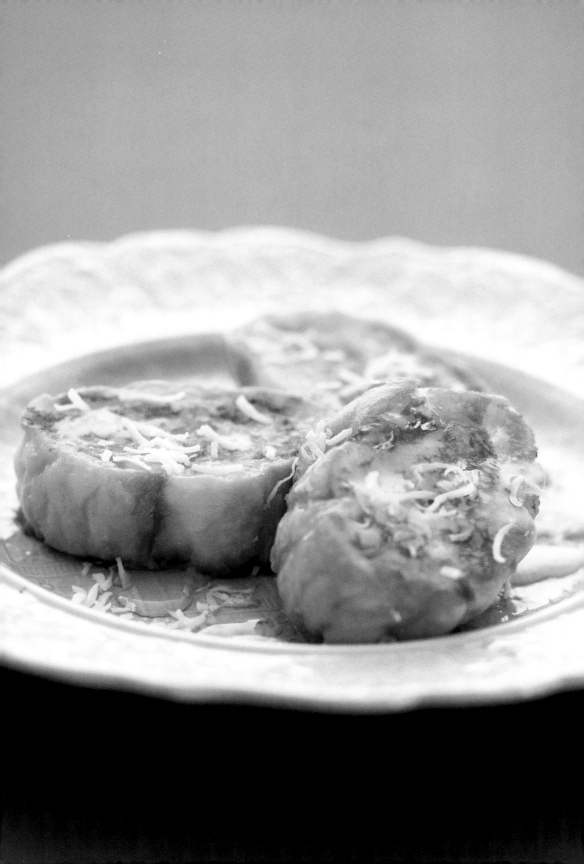

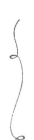

使用到的椰子制品

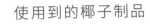

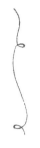

椰奶　　　　椰子花糖

椰奶果酱
自然甘甜的美味

材料 (容易制作的分量)

椰奶……1 罐（400 mL）
椰子花糖……60 g
盐……少量

做法

将所有材料放进锅内，一边用锅铲搅拌，一边以小火加热慢煮。

保存方法

趁热倒进高温杀菌过的密封罐里，盖上盖子冷却后，放置于冰箱内，可以保存 2 周。

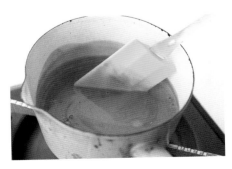

容易烧焦、溢出来，因此要不停地搅拌。

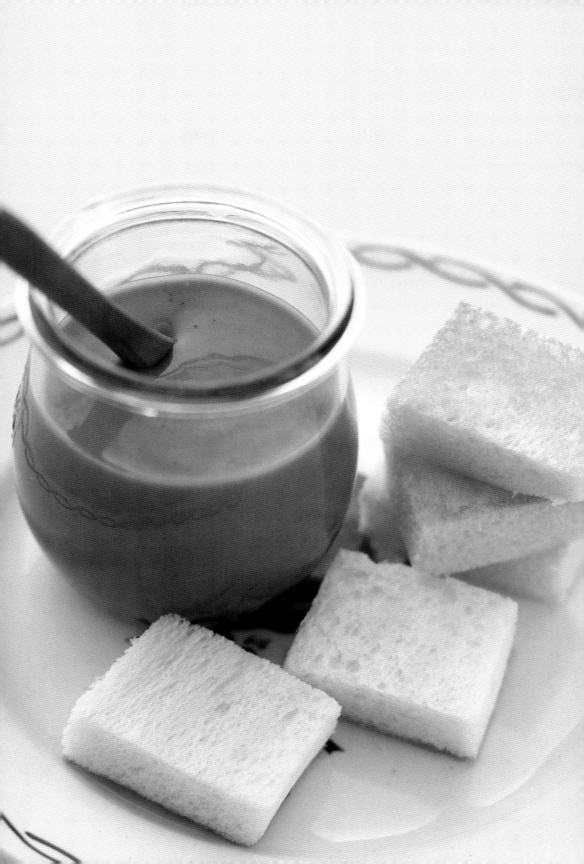

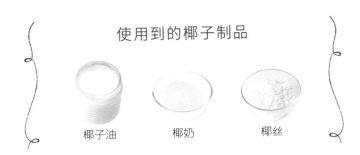

使用到的椰子制品

椰子油　　　椰奶　　　椰丝

凤椰雪酪

让人上瘾的清爽冰凉口感

材料 (两人份)

A | 椰奶……100 g
　| 椰子油……1 大匙
　| 凤梨 (罐装) ……100 g
　| 蜂蜜……1 大匙
凤梨 (罐装，切成 0.8 cm 厚的丁
状) ……50 g
薄荷叶……适量
椰丝……适量

做法

1 把 A 放进料理机里打成泥状，再
倒入容器里，加入凤梨丁混合。

2 把步骤 1 中的食物倒入铝制 (或
其他材质) 的深盘里，罩上保鲜
膜，放进冰箱冷冻层冰 2 小时。

3 取出后盛碗，撒上椰丝、摆上薄
荷叶装饰即完成。

建议选用铝制的深
盘，能够缩短雪酪冷
却、凝固的时间。

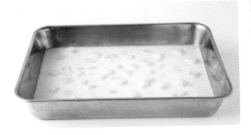

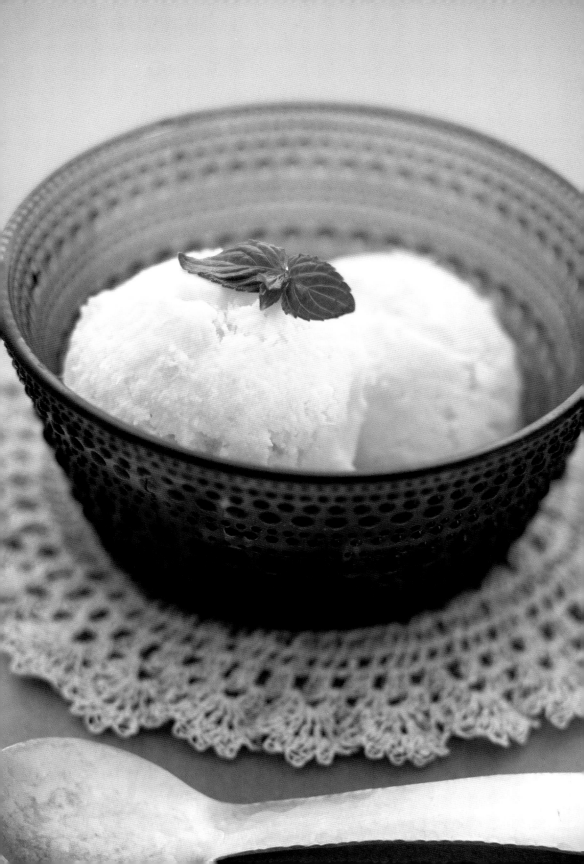

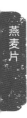
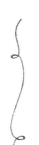

使用到的椰子制品

椰子油

椰子花糖

椰香燕麦片
爱上带有焦糖香气的椰子花糖

材料（两人份）

A | 椰子油……2 大匙
　| 椰子花糖……2 大匙
　| 枫糖浆……2 大匙
B | 燕麦片……120 g
　| 核桃（切碎）……40 g
　| 南瓜子（干燥）……30 g
葡萄干……20 g
蔓越莓干……20 g

做法

1 烤箱 150℃预热。

2 将 A 放进容器里拌匀后，再把 B 倒入搅拌均匀。

3 把步骤 2 的食物铺放在有烤盘纸的烤盘上，以 150℃烤 10 分钟。取出搅拌一下后再铺平，并再次送进烤箱烤约 10 分钟，至全部都呈现微焦色为止。

4 等慢慢降温到不烫手的程度时，加入葡萄干、蔓越莓干拌匀即完成。

保存方法

放进密封罐里，再加干燥剂保存。建议于 1 周内食用完毕。

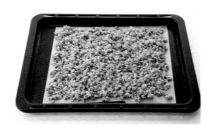
将燕麦铺平再放进烤箱，受热更均匀。

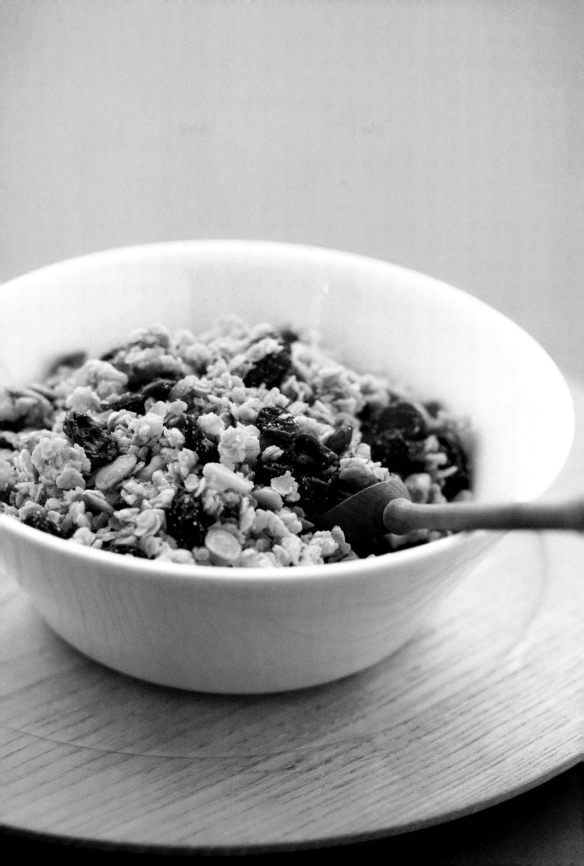

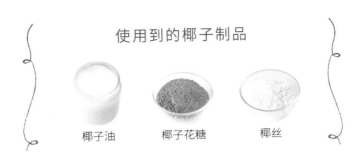

使用到的椰子制品

椰子油　　　椰子花糖　　　椰丝

椰香豆腐巧克力蛋糕

浓郁的巧克力香气，令人深深着迷！

材料 (两人份)

15cm×15cm 方型烤模……1 个

A | 低筋面粉……80 g
　| 可可粉 (无糖)……40 g
　| 泡打粉……1 小匙

B | 椰子油 (液体)……1/4 杯
　| 椰子花糖……60 g
　| 嫩豆腐……150 g
　| 豆浆……1/2 杯
　| 味噌……1 小匙

椰丝……20 g

做法

1 烤箱 180℃预热。把 A 混合在一起过筛备用。

2 把 B 放进容器里，用打蛋器搅拌均匀，再慢慢地将步骤 1 中的面粉倒入，并用刮刀轻轻搅拌至没有粉粒为止，最后加入椰丝混合。

3 把步骤 2 中的食物倒入烤模里，使表面平整，放进烤箱烤 20 分钟左右。

4 降温到不烫手的程度时，放进冰箱冷藏 1～2 小时，取出后切成一口大小。

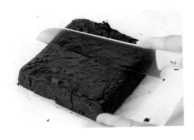

巧克力蛋糕必须等到充分冷却凝固后，才能享受到入口即化的顺滑口感。

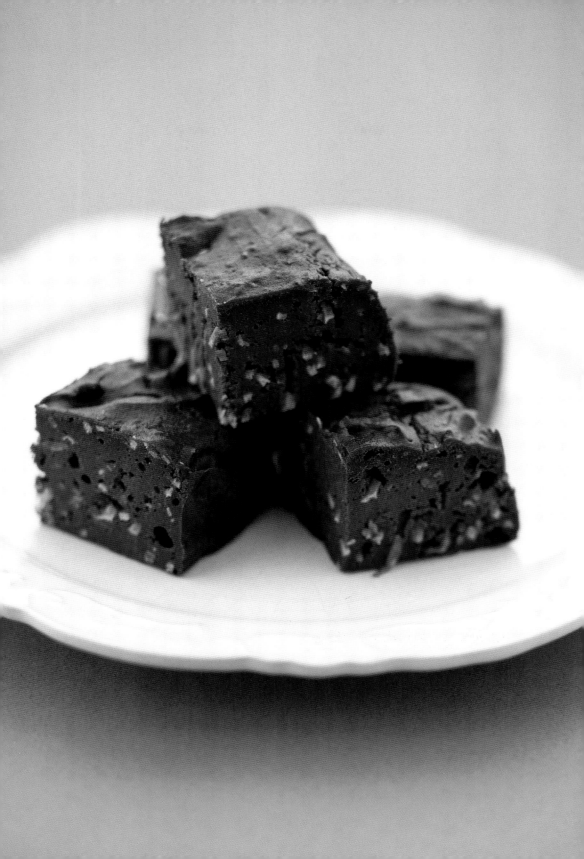

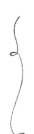

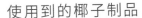

使用到的椰子制品

  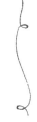

椰子油　　　　椰子花糖

椰香甜薯

地瓜的香气，让人垂涎欲滴！

材料 (四人份)

地瓜（削皮，切 1 cm 厚的块状）……
200 g

A ｜ 椰子油……1 大匙
椰子花糖……2 大匙
蛋黄液（预留一点当作进烤箱前
的涂料）……1 颗蛋
豆浆……2 ～ 3 大匙

做法

1. 烤箱 200 ℃预热。

2. 把地瓜放于锅内，倒入能盖过
地瓜一半的水量，盖上锅盖以
中火焖煮 10 分钟左右。中途如
果发现水快煮干，可以再添加
适量的热开水进去。

3. 用捣碎器或叉子压烂步骤 2 的
地瓜，并依顺序加入 A 混合。

4. 将步骤 3 的食物分成 4 等份
后，在表面涂抹蛋黄液。排列
在放有烤盘纸的烤盘上，以
200 ℃烤 10 ～ 15 分钟至表面
呈现金黄焦色。

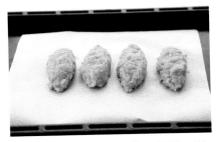

做成两端尖尖的柠檬状，就是一道
饱腹感十足的美味轻食。

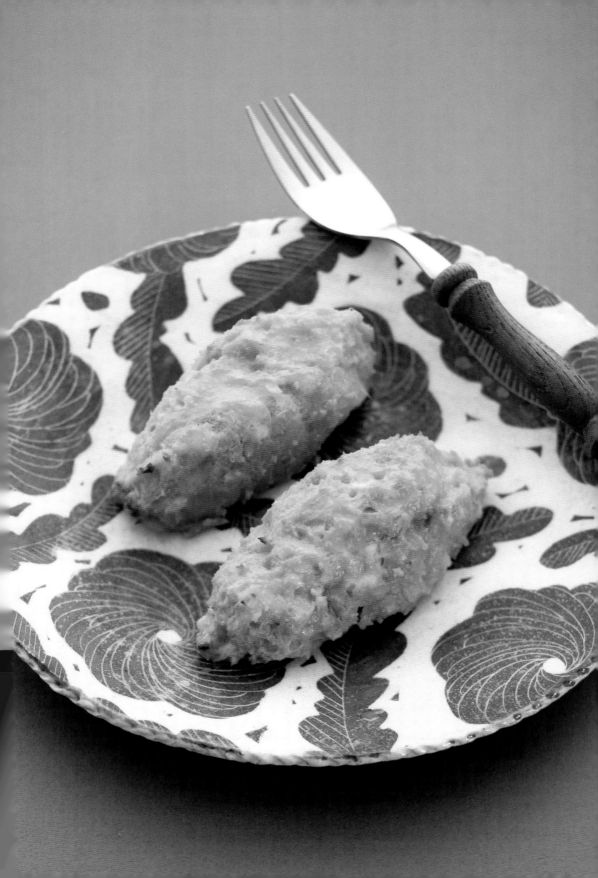

使用到的椰子制品

椰子油

椰子花糖

椰子粉

罗勒芝士椰子饼干

外层酥脆、里层湿润

材料 (12 个)

A | 椰子粉（可以用杏仁粉代替）……30 g
椰子花糖……2 大匙
低筋面粉……100 g
帕玛森干酪（磨粉，或用芝士粉）……20 g
干燥罗勒叶……2 小匙
盐……1/2 小匙

椰子油……50 mL

做法

1 烤箱 180 ℃预热。

2 将 A 放进容器里用勺子搅拌均匀，再淋上椰子油，快速拌匀。

3 把步骤 2 的食物分成 12 等份、揉成球状，整齐摆在放有烤盘纸的烤盘上，以 180 ℃烤 15 ～ 20 分钟即完成。

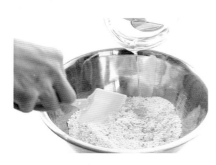

以少量、缓慢的方式将椰子油倒入，会比较容易均匀混合。

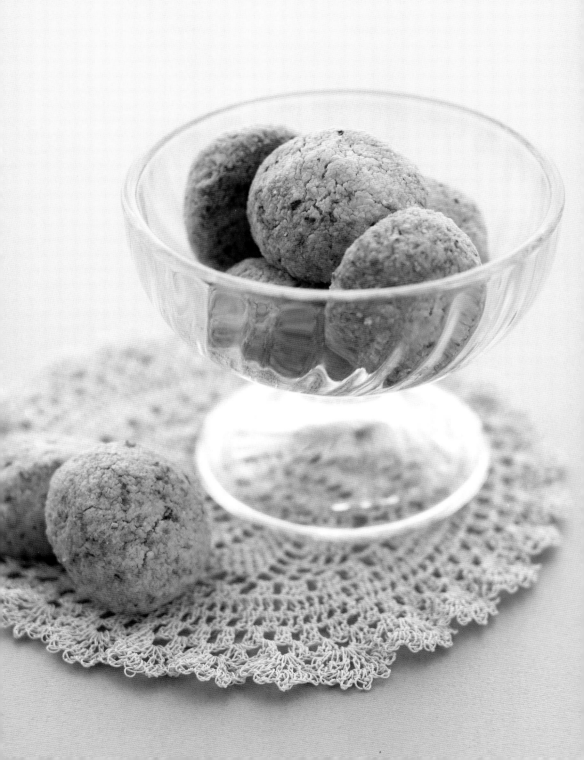

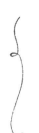

使用到的椰子制品

　　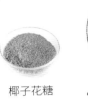

椰子油　　　　椰丝　　　　椰子花糖

椰子香蕉玛芬蛋糕

软绵、湿润又好吃！

材料 (四人份)

直径 6cm 的玛芬杯……4 个

低筋面粉……100 g

泡打粉……1 小匙

椰子油……60 mL

椰子花糖 (或砂糖)……40 g

全蛋液……1 颗蛋

香蕉 (另外切出 4 薄片备用)……1 根

豆浆……60 mL

椰丝……少量

做法

1　烤箱 180 ℃预热。

2　将低筋面粉、泡打粉混合过筛。

3　把椰子油、椰子花糖放入容器里搅拌均匀后，加入全蛋液再次搅拌。

4　将未切的香蕉放进另一个容器中，用捣碎器或叉子压烂。倒入豆浆，并用勺子拌匀，再一同倒入步骤 3 的容器中搅拌。

5　将步骤 2 的面粉也加到步骤 3 的容器里，用勺子轻轻搅拌到粉粒消失。

6　将面糊分装到玛芬杯中，上面放香蕉片和椰丝装饰，送进 180 ℃的烤箱烤 20 ～ 25 分钟即完成。

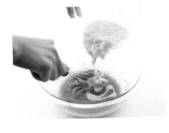

将捣成泥的香蕉倒入加有椰子油的全蛋液里，会比较容易拌匀。

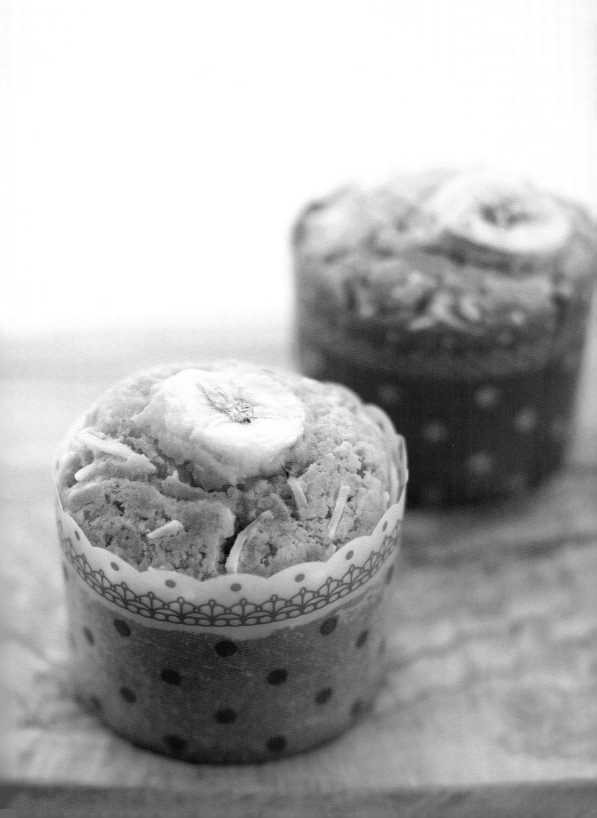

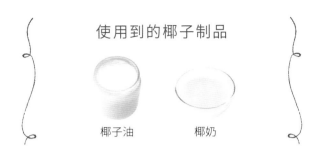

使用到的椰子制品

椰子油　　　椰奶

椰香卡士达风味的查佛蛋糕

添加坚果的卡士达酱，带来新口感！

材料（四人份）

A | 椰奶……50 mL
　| 椰子油……2 大匙
　| 腰果（先用温水浸泡 3 小时以上，沥干）……100 g
　| 枫糖浆……2 大匙
　| 盐……少量
椰香燕麦片……100 g
长崎蛋糕（切 2 cm 块状）……200 g
综合莓果（解冻备用）……100 g

做法

1 将 A 放进料理机打成泥状，再放入冰箱冷藏约 30 分钟，即完成卡士达酱。

2 依序将步骤 1 制成的卡士达酱、长崎蛋糕、椰香燕麦片、长崎蛋糕叠放进杯中，最后用综合莓果装饰即完成。

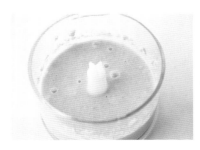

腰果的颗粒感，可以增加口感的丰富度。冷藏过的卡士达酱，能增添温和浓郁的滋味。

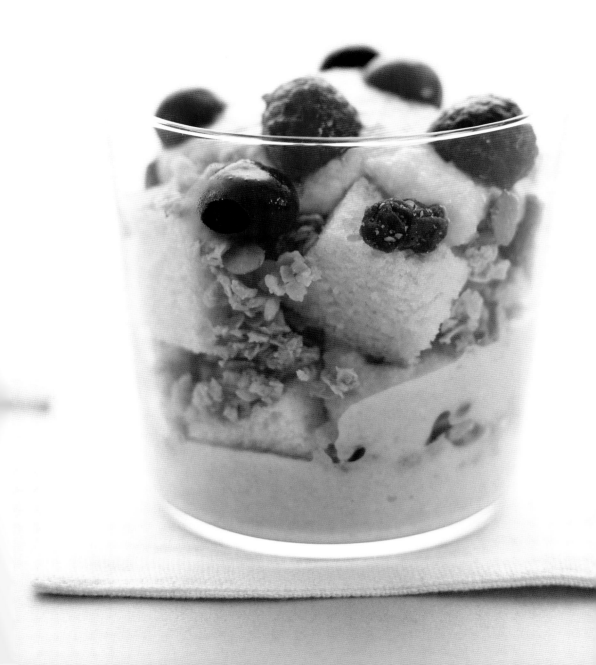

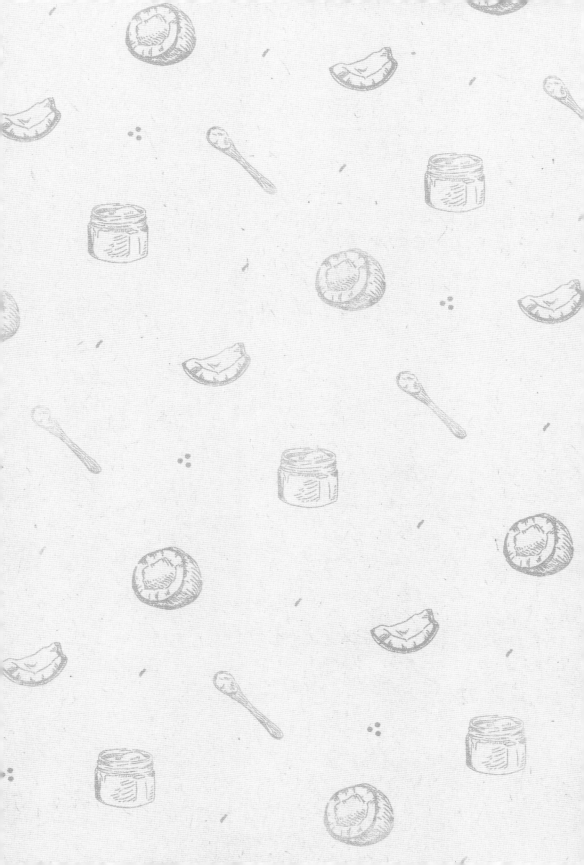

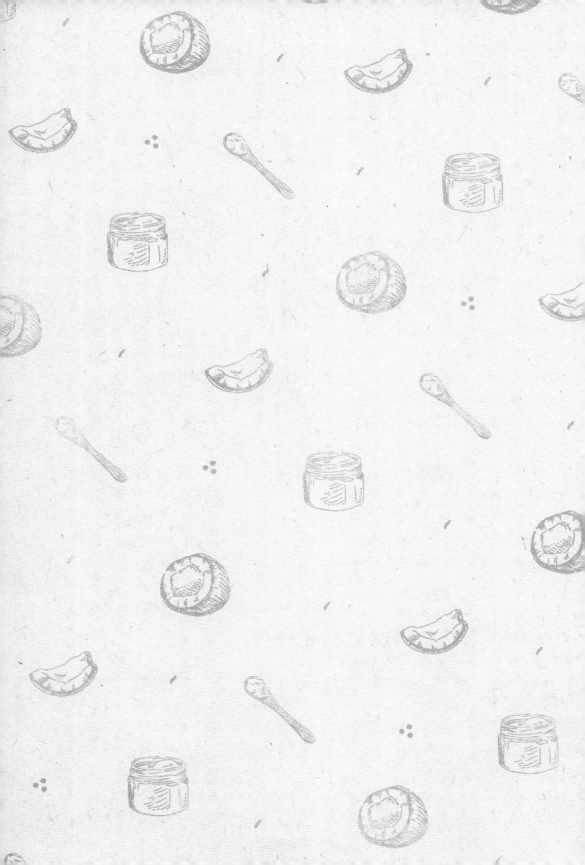